はじめに

はじめまして。医師で内科医の金子俊之と申します。専門は関節リウマチと膠原病です。

私は医学部時代から十数年、医療の世界にいて、いつも「いい医者とは何か?」ということに疑問を感じてきました。

ここ数年、東京医科大学の不正合格のニュースや相次ぐ医療ミス隠ぺい事件などが世間で騒がれています。「ブラック病院」なんて言葉も耳にするようになりました。しかし、それ以上にタチが悪いのが「ヤブ医者」の存在です。

ヤブ医者と聞くと治療がヘタな医者をイメージされる方が多いかもしれませんが、ヤブ医者とは実は適切な診療能力や治療能力を持たない医者を指す俗称です。

私は大学病院の医師であり開業医である立場から、今までひどい医者というのをたくさん見てきました。

私が考えるヤブ医者とは簡単にまとめると次のようになります。

・ろくに勉強をしない医者
・最新の医学情報、医療機器の知識をアップデートしない医者
・きちんとした治療法を患者さんに提案できない医者
・治療ガイドラインを逸脱した独自の主観で治療をおこなう医者
・患者さんの気持ちを理解できない医者

大学病院の患者さんや自分のクリニックで地域の方達と話して常に感じるのは、患者さんの医者や病院に対する不満の多さです。

そして健診医療機関や大学病院、町のクリニック、学会などを見渡してみると、約3割の医者がヤブ医者だと言っても過言ではありません。医者は人の命を預かる尊い仕事ですから、医者が無知、不誠実ということは大きな凶器となります。

患者さんの声に耳を傾けず、とにかく自分がいいと思う治療を押し付ける医者もヤブ医者と呼んでいいと思います。

特に私の専門であるリウマチの分野ではとくに、ろくに勉強もしていないがため、中途半端な治療しかできないとんでもないヤブ医者が大勢います。

日本では医師免許さえあれば、医者の自由でどの科目でも診療をおこなうことができるので、**専門医でもないのにとりあえず何種類もの診療科目を掲げて集患しているヤブ医者・クリニック**も存在します。

残念なことに患者さんの多くは医師免許があるというだけで、医者を疑うことをしません。しかし、ヤブ医者に一度でも引っかかってしまうと、とんでもない被害に遭ってしまうこともあります。私はそんな不幸な患者さんをこれ以上増やさないためにも、

- **ヤブ医者を見抜いて、いい医者と出会うための方法**
- **患者さんが損をしない医療の受け方**
- **医者との上手な付き合い方**

などをここでお伝えしたいと思います。

ある時、私のクリニックに手足がパンパンに膨れ上がった関節リウマチの患者さんが来院されました。まだ30代の女性で、治療経歴を聞くと担当医はあきらかにヤブ医者で、正しい治療を受けられていない様子でした。「リウマチの薬物治療は副作用のリスクが大きいのでそこそこでやめておいた方がいい、手や足が変形したら手術をするのが一般的である」と言っていたと聞きました。

この話を聞いたとき、私は怒り心頭でいたたまれない気持ちになりました。まだこんなことを言っているひどいヤブ医者がいるのかと。

そのヤブ医者は、関節リウマチの治療をわかっておらず治療ガイドラインにのっとったスタンダードな治療をおこなっていませんでした。その患者さんはひどい手の痛みに限界を感じて、インターネットで調べた私のクリニックに来院したのです。

私は、その患者さんに関節リウマチは正しい治療さえおこなえば変形なんてしないし、今は手術をしなくても済むケースがほとんどだというお話をしました。そして、治療の種類や正しい治療法についても説明しました。

私は、すぐに関節リウマチに用いる生物学的製剤を処方しました。手足がひどく腫れていたのでステロイドも少しだけ処方しました。治療後まもなく腫れは引いて、痛みや倦怠感もとれたそうです。これを見て私は手術の必要もないと判断しました。現在はステロイドも中止、痛み止めを内服しなくても痛みと変形がきちんと収まっている状況にまで改善しました。

きちんとした治療ができないのにリウマチ科を診療科目にあげている整形外科は世の中にたくさん存在しますが、その中でもトップレベルに悪い例でした。

今回のケースでは100％そのヤブ医者が悪く、患者さんはかわいそうな被害者にすぎません。

しかし、患者さんも医者のことを信じる前にすべきことはあったのではないかと思います。それは患者さん側が積極的に、いい医者、いい病院選びができるための知識を身につけることです。

私は「彼女のような健康被害をこれ以上出したくない」、そして「みなさんにヤブ医者を見抜いて上手に医療を受けてもらいたい」、そんな気持ちからこの本を書くことを決意しました。

本来、医者である以上は患者さんのために最新の医療知識を更新し続けなければいけません。しかし、そんな基本的なことさえできないヤブ医者が世の中にはたくさんいます。

特にご年配の人にとって医者というのは、いまだに自分の病気を治してくれる神さま的な存在なのか、ほとんどの方が医者を疑おうとはしません。しかし、問題なのは世間にはみなさんの想像以上にヤブ医者が存在しているということです。

だから、積極的に医療や治療に関する知識を身につけていかなければ、ある日、ヤブ医者に騙されてしまうこともあり得るのです。ヤブ医者に引っかかってしまったせいで症状が悪化したり、必要以上に治療費がかかったケースを私はたくさん見てきました。

こんな現状を黙って見ているのには耐えられません。少しでも多くの人たちをヤブ医者から守りたい、そして救ってあげたい。

どうか、この本が「ヤブ医者」を見抜くための一助となり、みなさんが上手に医療を受けるための「お守り」的な存在になってくれたら幸いです。

医者が教える「ヤブ医者」の見分け方

医者選びに失敗しない16の法則・31の助言

目次

目次

第二部／ほんとうに頼れる医者の見つけ方

プロデュース……水野俊哉
カバー・本文デザイン……鈴木大輔・仲條世菜（ソウルデザイン）
DTP……山部玲美
校正……平原琢也
編集……加藤有香

第一部

ヤブ医者の見分け方

一章

間違いだらけの病院選び

第一章では診療内容からヤブ医者の要素を見分ける方法を紹介しています。「診療標榜科目」や「薬の出し方」「来院させる回数」「設備面」などからも、ヤブ医者を見分けることは可能です。読者のみなさんには衝撃的な話も含まれているかもしれませんが、いずれもヤブ医者対策に役立つ内容のため、ぜひ最後まで読んでいただければと思います。

法則１

４個以上の診療科目を掲げている開業医

小規模クリニックながら診療科目が４個以上ある開業医には注意が必要です。

日本の法律では、医者は基本どの科目でも診療することができるので、たとえば私が明日から産婦人科や小児科、皮膚科の看板で開業することも可能です。

産婦人科とうたえば女性に対して手術もできますし、小児科を標榜すれば小児科診療をしても法律違反にはなりません。

大した臨床経験もなく専門医でもないのに当たり前のように診療するヤブ医者は実際とても多いのです。

特に、昔ながらの古い施設で診療科目が４個以上あるクリニックは避けた方がよいでしょう。

奥様が婦人科でご主人が小児科医、と夫婦でクリニック経営をしていたり、医者の親子がそれぞれの専門科目を掲げているといったケースであれば別に問題はありません。また、病院が不足している地方や過疎地にあるクリニックであれば、地域で医療を完結するために複数科目を診療するというケースは致し方ないでしょう。

しかし、理由もないのに診療科目を多数掲げていて実は医者が一人とか、専門と異なる診療科目を複数あげている病院には十分に気をつけてほしいと思います。

法則２

風邪に抗生物質をすぐ出す医者

ただの風邪に抗生物質をむやみに出す医者はヤブ医者と判断できます。

最近は厚生労働省も風邪に抗生物質を出すなと推奨しています。

なぜなら、抗生物質とは細菌を撃退するもので、ウイルスを撃退するものではないからです。風邪は8割以上がウイルス感染ですから、抗生物質を出してもウイルスには効果がありません。

ウイルス感染ではなく細菌感染による場合、抗生物質を処方することもありますが、そうではないのにむやみに抗生物質をつかうと、耐性菌を作る原因にもなります。抗生物質に耐性ができたせいで、細菌性肺炎などの細菌感染をおこした時に抗生物質が効かなくなるといった悪影響も及ぼします。

なのでまともな医者であれば、安易な抗生物質投与はしません。

基礎疾患のない若い人が、ちょっと風邪をひいたくらいなら医療機関など受診せず体を休めること、そして自然治癒力で経過を見てほしいと思います。

あなたは病院に行って薬を処方されると安心するタイプですか？

その場合は要注意。「風邪に抗生物質」は古い考え方で、安易な抗生物質投与で耐性菌ができると肝心な時に効かなくなるリスクがあることを覚えておいてください。

法則3

高齢者にポンポン薬を出す医者

高齢者に薬をポンポンと出す医者はヤブ医者だと判断してよいでしょう。

特に内科医に多い話ですが、たとえば血圧を測定したときに標準値よりも血圧が高かったからといって、その患者さんの背景などを全く確認せず即投薬をおこなうというのはおかしな話です。

本来であれば、その患者さんの既往歴、年齢や性別、過去の投薬内容、また血圧測定時の状況なども参考にしながら治療を決定していく必要があります。

そういった正しい判断ができずに、本来は必要のない薬を大量に処方するヤブ医者が多くみられます。

厚生労働省のレセプト（診療報酬明細書）調査によれば70歳以上は平均で約6種類以上もの薬を服用しているとのデータがあります。60歳を超えると確かに高血圧などの生活習慣病や複数の疾患を抱える患者さんが増加するため薬の量が増えてしまう理由はわかります。

しかし、基本的に薬を処方するときはそれぞれの薬の相互作用をきちんと考慮しなければなりません。

東京大学による患者調査では、薬を6種類以上服用している患者さんには副作用が出やすいため、転倒のリスクが2倍近く増加したり、認知障害のリスクが増加するというデータが出ています。

しかし、薬の相互作用が予測できるのはせいぜい2〜3種類といわれているため、6種類もの薬の量を処方するとなると、それぞれの薬の相互作用を把握することはとても難しくなるため、薬はできれば5種類までを目安にすべきとの意見もあります。

高齢者の方に一度でも何種類もの大量の薬を処方してしまうと、後で不要な薬を抜いただけで気分が悪いと訴えてくる患者さんもいます。これは実際にその薬が効いているというわけではなく、薬が減ったことによる不安感から起こる症状です。

一番困るのは、バイアスピリンという血液をサラサラにする薬をすぐに出してしまうヤブ医者です。この薬は、脳梗塞や心筋梗塞の既往がある患者さんや心臓の手術をした患者さんの一部などは必要不可欠です。

しかし、長期内服による副作用も多く胃に穴があいたり出血が止まらなくなることもあります。

脳出血の原因となる場合もあるので、本当に必要な方以外は安易に出す薬ではないのですが、ＭＲＩで高齢者の頭の中を撮ったときにラクナ梗塞という小さな脳梗塞の痕があったという理由だけでこの薬を処方してしまうヤブ医者が多くいます。

まともな医者であれば高齢者には少しぐらい古い脳梗塞の痕があるのは当たり前だということを経験上知っています。

それに、ガイドラインには小さな脳梗塞の痕くらいでバイアスピリンを使用しろとは一切書かれていません。

バイアスピリンを一度でも処方してしまうと、やめられなくなってしまいます。なぜなら患者さんに対して「本来は処方する必要がないから」と薬を出すのを止めたのち、その人が脳梗塞になってしまったら訴訟となるリスクが医者にあるからです。

患者さんの立場になればバイアスピリンを処方されなくなったから自分は脳梗塞になったと捉えかねません。

もしもバイアスピリンを処方されたときは本当にそれが必要かどうかを見極めるためにも、専門医にきちんと確認するようにしてください。

法則4

更年期障害にホルモン補充療法をする医者

更年期障害の症状をはっきり判定することは医者でも難しいことです。
更年期だからと安易にホルモン補充療法を勧めるのはヤブ医者確定です。

私は膠原病・リウマチが専門なので、内科医の中では更年期の女性を多く診ているほうの医者です。（関節リウマチなどの膠原病は、更年期前後の女性に多く発症する疾患）

検査の結果、女性ホルモンの値が低いからといって必ずしも更年期障害とは断言できません。

婦人科の中でも多いのが、

- **女性ホルモンの一種である黄体形成ホルモン**
- **卵胞刺激ホルモン**
- **エストロゲン**

などの量を検査し、低値であるから更年期障害と判断するヤブ医者です。

基本的に女性ホルモンの数値というのは生理周期によって変動しますから数値が高い時期と低い時期はあって当然です。

そこを加味したうえで診断するのであれば問題はありませんが、そんなことさえ知らないヤブ医者が実は多いのです。

そもそも更年期障害とは、女性ホルモンの量が少なくなることだけが原因ではありません。

女性ホルモンの分泌量が増えたり減ったり、血中濃度が乱高下するからこそ不定愁訴などの症状が起こります。

だから、単に基準値が高いとか低いとかの問題ではないのです。

高齢者になれば女性ホルモンの分泌量が減少するのは当たり前です。

もしも女性ホルモンの分泌量が基準値よりも少ないことで更年期と判断するのであれば、高齢者はみんな更年期障害ということになります。

これらの理由からも女性ホルモンの量の検査をすること自体が間違っていると私は

思いますし、ましてやホルモン補充など必要ありません。

ホルモン補充療法をしても結局は更年期の症状を後ずらしにするだけです。治療をやめた途端に女性ホルモンの量が乱れて更年期障害になってしまう人も多いのです。

もちろん、ひどい更年期障害で日常生活に支障をきたしている方にはホルモン補充療法をすることもありますが、誰かれ構わずホルモン補充療法をするというのはリスクも高くまともな医者のやることではありません。

更年期障害が始まると不定愁訴という形で次の症状が起こります。

- **動悸**
- **息切れ**
- **疲れやすい**
- **イライラ**
- **不眠**

・熱くもないのに汗が大量に出る（ホットフラッシュ）

などが挙げられます。

あまり一般的ではないのですが、更年期の症状として関節が痛んだり手がこわばったりする方も実はかなり多くいらっしゃいます。

ほとんどの人は、それが更年期だと気づいてご理解されますが、中には、「これは更年期じゃなくて、もしかしたら大きな病気なのでは？」と大慌てして複数の医療機関を転々とされる方もいます。

そして、そういった患者さんの不安や更年期の症状をうまいこと利用して病気を利益に結びつけて治療する不逞な医者というのもやはり一定数はいるわけです。

更年期障害による関節リウマチ類似症状（手のこわばりや痛みなど）を全部関節リウマチだと診断し、抗リウマチ薬である免疫抑制剤や生物学的製剤といった非常にリスクの高い薬を処方する本当に大馬鹿なリウマチ医が世の中にはいます。

このように更年期の症状について正しい判断ができないヤブ医者が世の中には多いので、特に女性は注意していただきたいと思っています。

もしも不安なことや疑問点があったときは一度はしっかりと検査してもらいましょう。何も異常が見られなかったらそのときはその症状が更年期障害からきていると自覚し、症状を緩和させるためにサプリメントや漢方、ヨガなどを試してみてください。

基本的には更年期障害は病気ではないので、数年の経過で必ず良くなることを信じていただければと思います。

法則5

患者を抱え込んで専門医に引き渡さない医者。必要以上に来院させる医者

病状が進行して、

・今のクリニックでは治療が難しくなった
・遠方に引っ越すので今後の通院が難しくなった

といった場合、**患者さんが次に行く予定の医療機関に向けて、これまでの経過と治療内容を書いた「診療情報提供書」を書き、患者さんを引き渡すのは医者であれば当たり前のことです。**

わざわざ医者の義務であると記載をする必要もないくらい常識的なことです。
しかし、一部のクリニックでは患者さんを病院に抱え込みたい、あるいは面倒くさいといった理由で、

・紹介状を書かない
・拒否する

・怒る

・嫌な顔をする

といったことを平気でおこなう医者がいます。

中には、

「国の決まりで薬は二週間分しか出せない」と嘘をつき（大昔はそうでした）必要もないのに通院の回数を増やそうとするヤブ医者もいます。

新しい薬を処方したから、数日おきなどで治療経過をみたい、などの正当な理由があれば問題はありません。

しかし、症状が安定している患者さんに対して10年以上も嘘をついて頻回通院させ続けたというひどいクリニックを私は知っています。

ある患者さんは通院している病院の医者に、

「セカンドオピニオン外来で別のクリニックに行きたい」

と担当医に紹介状を頼んだ際、

「よその病院に行くのであれば勝手にどうぞ。紹介状は出せません」

と告げたそうです。

本来患者さんのことを思えば、患者さんの望むクリニックで治療を受けさせてあげるべきなのにそれを拒否するなんて医者として本当にありえない話です。

法則6

愛想が悪く態度の悪い医者

患者さんの訴えに対して、自分の領域のなかで最善の治療をすることが本来の医療の目的ですから、医者にとって愛想は必ずしも重要とはいえません。

しかし、患者さんに安心してもらうために、愛想は大切なものだと思っています。基本的に医者の愛想や優しさというのは、医者の人間性や技量に比例しているものだと私は思っています。なぜなら患者さんのことを思う＝きちんと他人の心を理解できる医者というのは、医療以外の部分も誠実だからです。

みなさんの中には医者の態度を「冷たい」と感じている人もいるでしょう。

たしかに医者の仕事は激務なため、いつも笑顔で丁寧な対応ができない場合だってあります。

けれども、激務な中でも患者さんの不安を取り除いてあげたい、と思う医者は言葉にこそ愛想がなくてもやわらかい表情で対応したり雑な診療はしないはずです。

愛想はないけれども技術的に優秀な医者はもちろんいますが、やはりヤブ医者の大半は不愛想だったり、患者さんへの物言いがキツいことが多い気がします。

看護師やＭＲさん（医薬情報を医者に提供する製薬会社の営業）に対する態度が高圧な人もヤブ医者度は高いと思っていいでしょう。

法則７

極端なことを言う（主観で物事を判断する）医者

メディアで見かける「極端なことをいう」医者は、信用しない方がいいと思います。

健康情報番組や雑誌・自費出版の書籍などで、たとえば

「●●を食べたらがんが治る」

とか

「抗がん剤は毒だから不要」

なんて極端なことをいう医者がいます。

実はそういう医者にかぎって自分の専門分野でない健康ネタを話しているケースがとても多いのです。

ある食材の成分が体によいとか、どんな影響を与えるといった食材の効能について説明するくらいであれば何も問題はありませんが、

- **●●だけを食べてがんが治った**
- **▲▲法によって全身のがんが消えた**

などと吹聴する輩は、がんで本当に悩んでいる人の弱った心に付け込む詐欺師であると断言します。

単独の食品を食べてとか、何かをするだけで病気が完治することはまずありえません。

また、抗がん剤に関しても賛否両論あると思います。

以前は抗がん剤の適応プロトコールに当てはまる患者さんが多かったので「末期で全身にがんが転移し、寛解の見込みがないのに苦しい抗がん剤を強要され人生の最後の大切な時間が奪われた」みたいな話が多くあったため、抗がん剤にアレルギーがある方が一定数いらっしゃるのも理解できます。

しかし、現在はこのようなことはあまりなく、その患者さんの背景や意思などを考慮したうえで本当に必要な方にのみ抗がん剤をおこなうようになっています。

患者さんの病気を総合的に評価したうえで必要な治療を複数提案するのが医者の義務です。極端なことを言って病気が治るなんていう医者は非常識だとしか思えません。

医者として患者さんに希望を持たせることはとても大切なことですが、あまりにも極端なことを言う医者だけは信用しないでください。

自分の主観で物事を判断してしまう医者にも注意が必要です。

本来、医者は客観性を重視したうえで再現性のある医療を提供する立場にあります。そのためエビデンスの根拠に基づいて物事を判断することが大切なのですが、中には完全に診療ガイドラインを無視したまま独自の主観だけで治療をしてしまうヤブ医者も少なからず存在します。

ガイドラインは、過去の膨大なエビデンスや医学根拠を元に、その世界のスペシャリストたちが十分に議論を重ねてつくられています。単に医師免許があるという理由だけで、過去の積み重ねであるガイドラインから逸脱し独自治療をおこなうことは、いったいなんの根拠があってそんな治療をおこなっているのかもわかりません。

専門医として診療科を標榜し、保険診療で治療をおこなっているのであればガイドライン順守は必須です。それをしない理由には大きく分けて二つあります。

①心の底からガイドラインが間違っていて自分を過信してしまっているヤブ医者

②勉強せず、最新のガイドラインすら確認していないヤブ医者

どちらも今すぐ専門医を取り上げ、その分野の保険診療は停止させるべきだと私は思っています。

もし私がその二つの医者のどちらかに成り下がった場合は、すぐに専門医を返上する覚悟で日々診療をおこなっています。

ちなみに自分の主観だけでものごとを判断するヤブ医者の中には、十分な診断もせずに安易に診断名をつけることがあります。

患者さんの中には「なんとなく体調が悪い」程度の状態でも、頭痛など症状にのみ固執するばかりに自分を重い病気だと思い込んでいる人が少なからずいます。

こうした患者さんは気が済むまで複数の病院を渡り歩くので、ヤブ医者に出くわすケースも多々あります。

ヤブ医者に当たれば勝手に間違った診断名をつけられてしまう可能性も高いのです。

正しい医療知識のある医者であれば、患者さんに対してきちんと向き合ったうえで「検査では明らかな異常はありません。気持ちの不調により症状を引き起こしている可能性があります」

などと説明しますが、独自の主観で判断してしまうようなヤブ医者はその患者さんに対して勝手な診断名をつけるでしょう。

意外なことに、**医療機関を転々とする方は、病名をつけない医者をヤブ医者であると思い、適当な診断名をつけた医者をまるでゴッドハンド医者であるなどと思ってしまうのです。**

すると、本当は必要のない薬を処方され、後で取り返しのつかないことにもなりかねません。そんな健康被害に遭わないためにも、大した診療もしていないのに安易に診断名をつける医者には十分に注意しましょう。

法則8

咳が続いているからといって すぐに気管支喘息扱いする医者

メディアで話題になっている「大人喘息」は「咳喘息」という疾患と見分けがつきにくいため、単に長引く咳を気管支喘息と診断されることがあります。

そもそも気管支喘息は気管に慢性的な炎症を引き起こすことで気道が狭くなる疾患です。気管支喘息は大人になってからの発症率は低いといわれています。

成人してから発症するケースも稀にありますが、単に風邪の後に咳だけ長引いたという理由で気管支喘息扱いしてしまうヤブ医者が見受けられます。

実は気管支喘息と診断された患者さんには、CT検査などで造影剤が使えなくなります。CT・MRIなどで使用する造影剤は気管支喘息に対して原則禁忌だからです。

造影剤とは画像診断などを鮮明にするために用いる薬剤で、これが使えなくなるとがんなどの病状をしっかり判断できなくなります。本当はただの咳喘息でも気管支喘息と誤診された患者さんから、

「私は喘息です」

と言われると造影剤を使えません。

しかし、一過性の咳喘息ならば造影剤が使えるので、喘息と診断されたときは自分が気管支喘息なのか、咳喘息である可能性も確認しましょう。

法則９

営利目的による診療・不要な治療・検査をする医療機関

営利目的のために本来は適用すべきではない患者さんに対して不要な治療や検査を勧めてくるヤブ医者がいます。

特にインプラントなどの自費診療による手術をメインにしているクリニックや、高額なＣＴやＭＲＩなどの医療機器を自前で保有している一部の脳神経内科や整形外科による検査などは、本当に必要であるかどうかしっかりと確認する必要があります。

～インプラントを必要以上に勧めてくる医者～

インプラント治療は、食べ物を噛んだり粉砕するといった咀嚼能力の回復や審美の改善を目的におこなわれる歯科治療のひとつです。

このインプラント治療をめぐるトラブルは非常に多く、国民生活センターなどでも、歯痛や歯茎の腫れによる不調などの症状を訴える相談が数多く寄せられています。

そこまでの適用は必要のないレベルの患者さんに対しても無理やり手術を勧めている医療機関が散見されます。

そもそもインプラントのような自由診療は高額な治療費をとれるので営利目的のた

めに勧められているケースも多く、ニュースでも問題になっています。

もちろん、これはすべてのクリニックに当てはまるわけではありません。病状によってはどうしてもインプラントの手術が必要なケースもあります。

ただし一部の医療機関では、営利目的のためにそこまで適用する必要のない患者さんにまで不要な治療を取り入れているクリニックを私は知っています。

もしもインプラントなどの自費診療の治療で手術を勧められたときに、どうしても疑問点などが残る場合は、納得いくまできちんと医者に説明を求めるようにしましょう。

不要な手術はお金や時間を使うだけでなく心までもが疲弊します。

無駄な治療を受けることだけは避けてください。

～無駄に高価な機器で検査しようとする病院～

高額な機械を導入した以上、病院側はそれを使いまわさなければいけなくなります。

ある私立病院では系列の老人ホームに入れる前検査として、すべての患者さんに無理やり頭部ＣＴ検査を、あろうことか医療保険を使っておこなっています。

特に不調もない患者さんに対して入院させ、しかも頭部ＣＴ検査をおこないそこに医療保険を適応させるというのは違反行為・診療報酬詐欺になります。

しかし、患者さんからしてみると自己負担といっても一割から三割負担なので、たかがしれている金額だと思う患者さんも多く、そのため何も疑わずにＣＴをとられているケースがほとんどです。

患者さんにとっては老人ホームに入れてくれて、人間ドックのような検査までしてくれるわけですから、あり難いことなのかもしれません。

しかし、法律上は明らかに問題行為であるということだけは覚えておいてください。

さすがに公立病院ではこのようなケースは見られませんが、私立病院だと利益を上げて費用を回収するために過剰な検査をする傾向がみられます。

世の中には高額なＣＴやＭＲＩを売りつけようとする悪徳コンサルタントが存在します。

クリニックレベルではＣＴやＭＲＩは採算が合わないことの方が多く、導入してしまうと経営的危機に陥ることもあります。

東京など大都市であれば、高性能のＣＴ・ＭＲＩを取り入れた病院が近隣にあるので、上手く連携し高額医療機器を相互利用することでコストを削減できます。専門病院であれば、常に更新した最新機器を導入する余裕があるのでかりに高いＣＴ・ＭＲＩを導入しても経営の採算は十分に合います。

しかし、小規模のクリニックが無理にＣＴ・ＭＲＩを入れてしまうと、投資額を回収できないので途端に経営が火の車状態に陥るのです。そうしたクリニックは、投資を回収することに血眼になるので、本来は必要のない患者さんに対しても無理に検査に誘導することがあります。

それが顕著にみられるのが脳神経内科や整形外科のクリニックです。

医者は自分の専門分野ばかりを真面目に追究してきた人が多いので、医学についての知見はあっても経営について明るいわけではありません。

医療知識だけはあるけど「うぶな子羊」ともいえるでしょう。

悪党コンサルタントの巧みなトークに騙されてしまった医者たちは、必要もないＣＴ・ＭＲＩを購入させられたせいで後に苦労するケースが本当に多いのです。

特にＭＲＩなどは非常に情報量が多く、読影には特殊な技術が必要になります。

そこで、医者の中には「放射線科医」といって、そういった画像の読影のみを専門におこなう医者も存在します。ＭＲＩなどははっきり言うと放射線科医でなければきちんと読影をおこなうことはできないと私は思っています。

しっかりした病院だと、最新で解像度の非常に高いＭＲＩ、また放射線被ばく量なども低いＣＴなどを導入しており、熟練の放射線科医がそれを読影するので優れた検査であると言えます。

しかし最新の医療機器を導入できず、また放射線科医を雇うことのできない（外注で放射線科医に読影をお願いするサービスもあるが、それすらケチる）開業医による高額医療機器検査は、はっきり言ってするだけ無駄であると言えます。

法則10

ホームページがないクリニック（経歴を公開しない医者）

ホームページで自分の情報をしっかりと公開していない開業医には気をつけた方がいいでしょう。

開業医の場合は、勤務医以上に自分の経歴というのが医者としての偏差値にもなります。

出身大学、自分が勤めた病院履歴など経歴や専門分野をしっかりと告知すべきだと私は思います。開業医になった以上は患者さんが来てくれないと経営面でも困るわけですし、自ら情報を発信することで患者さんの信頼にもつながります。

私の主観ですが、ホームページがないクリニックというのはだいたいハズレの場合が多いと思います。

今はホームページで情報を公開するなんて当たり前の時代です。

そういう当たり前のことをきちんとやれていないクリニックは、それ以外のところも更新や改善ができていないケースがほとんどです。

基本的なことを面倒くさがる医者が最新の医療知識なんて更新できるはずはありませんし、正しい治療をおこなうことは不可能ですから、医者やクリニックの情報をきちんと告知している真摯な医者にかかるべきだと私は思います。

法則 11

設備に一貫性のないクリニック

病院の設備からもヤブ医者かどうかをある程度見分けることができます。

実際に治療に入ってから後でヤブ医者だとわかるより、早い段階でヤブ医者と判別できたほうがいいに越したことはありません。

ここからは設備面でヤブ医者かどうかを判断するポイントについてお話ししたいと思います。

しかし、100%ヤブ医者だと断言するにはむずかしい要素も中には含まれているため、あくまでも参考程度に知っていただけたら幸いです。

~待合室に貼ってあるポスターが古いクリニック~

待合室に堂々と古いポスターを貼っているクリニックには、ヤブ医者の存在が感じられます。

古い情報と新しいものが混在して貼られていたら、客観的にみても一貫性のないクリニックだと思うでしょう。そんなこともわからない医者は不真面目といいますか、面倒くさがり屋なタイプが多いので最新の医療知識も更新できていない可能性が高いのです。

そのため治療に対しても手抜きをする傾向があります。

そもそも患者に知らせたい情報を発信するのが、ポスターの役目です。

そのポスターが古いと「小汚い」印象を与えるだけでなく、「情報が古い」＝「この病院、大丈夫かな？」と患者さんは感じるはずです。

古いポスターに限らず雑誌や本を置くにしても患者さんのことを考えて新しいもの（小汚くないもの）を見栄え良く配置すべきだと考えています。

～メインの診療科目が判別できないクリニック～

大都市の医療機関なのに、メインの診療科目が判別できないクリニックというのが存在します。

日本の法律であれば、専門医でなくても院長が掲げる科目で開院できてしまうので専門知識のないヤブ医者の受診にかかると誤診されることがあります。そのため、メインの診療科目が判別できないようなクリニックには注意が必要です。

医者が少ない地方や医療過疎地でやむなく複数の診療科目を診察しているケースは例外です。ほかに受診できるクリニックがないので、その医療機関だけで複数の診療科を診る必要があることはあります。

そういったクリニックは医療過疎地でたくさんの患者さんを引き受けて治療しているわけですから、本当に素晴らしいクリニックであると私は思います。

しかし、大都市で専門医がその辺にゴロゴロしているにもかかわらず、メインの診療標榜科目が何かも判別できないクリニックは、儲かる科目をとりあえず入れているなど専門外の領域も平気で診療しているケースが多いのです。

そのためヤブ医者に遭遇する率もかなり高いといえるでしょう。

～スリッパを履かせる病院～

膠原病・リウマチ科医の立場から言わせていただくと、私は患者さんにスリッパを履かせるのは基本的にナンセンスだと思います。殺菌のスリッパボックスを適用している病院もありますが、裸足のままスリッパを履いて、そのまま脱ぎっぱなしにしてしまったため、次の患者さんがそのスリッパに足を入れるケースもあるでしょう。もともと足の裏には億単位の細菌が存在しているため、スリッパを履かせるということは細菌が他人にうつるリスクを高めることでもあります。

免疫抑制剤や生物学的製剤など免疫を落としてしまう薬剤を使用している患者さんが、スリッパから水虫などの皮膚感染症を引き起こすリスクもあります。

病気によっては末梢の血流が悪いため、足などに感染症を引き起こすとなかなか治りにくく、そのまま全身の感染症・敗血症などになってしまうこともあります。

いくらスリッパを消毒しているとはいえ衛生面では限界があります。そもそもクリニックとは医療機関なのに、スリッパのようにわざわざ感染症を引き起こす要因となるものを置くのは医者として、医療機関としてどうなのかと思ってしまいます。

~古い機械しか導入していない病院~

ぬか漬けやヴィンテージワインではないので、古い機械の方が味がでて使い勝手がいいということはありません。やはり最新の機器の方が精度がいいに決まっています。

旧型8列のCTよりも最新の64列は非常に精細で、今まで8列のCTでは発見できなかった病巣を発見できるようになりました。最新の機器の方がより正確な検査や治療がおこなえるわけですが、保険点数はほとんど差がついていないのが現状です。

放射線のがんの被ばく量についても、新しいCTの方が低被ばくで検査を完結できるような工夫がなされています。

私も以前は、中古のエコーを当てて診療していましたが、大学病院で最新のエコーで診たときに

「これで同じ診療報酬をいただいたのでは診療報酬詐欺かもしれない……」

と思ったことがきっかけで、それ以降は古いエコーを使用することはやめました。

経済的な理由があるにしろ、やはり古い機器を使っているクリニックは情報を更新できていない可能性が高いのです。古いクリニックならば最新の機器を導入した医療機関と提携して、患者さんに検査を受けてもらうなど上手にアウトソーシングすればいいだけの話です。連携がきちんととれているクリニックは、ある意味信頼に値するクリニックであると私は思っています。

法則12

空《す》いているから悪い病院というのは間違い

飲食店にしろ病院にしろ混んでいる方が人気があっていいと思いますよね。

しかし、クリニックに関してはそんなことはありません。

たとえば、私のクリニックでは一日に１００人くらいの患者さんが来院されるのですが、全体的にみてもいつも均等に患者さんが流れています。また受付から診療、そして会計までの流れが十分に効率化されているため、しっかりと医者が診療に時間を使っているけれど待合室は常に一定の患者数で収まっています。

それに予約と予約外の患者さんの受け入れを併用でおこなっているため、ある程度の患者さんはその予約の時間内で分散して診ることができます。

逆に待合室が混むということは、電子カルテや会計システムがきちんと導入されていないとか、診療から会計までの流れが非効率であるケースがほとんどです。

一見、混んでいるクリニックは、きちんとした診療ができていないと判断することもできます。

予約を管理する便利なシステムもあるので、受付から会計までの流れを効率化すれば待合室が混み合うことは基本的にはないはずです。混んでいる＝良い病院と判断するのは間違いであることは認識しておいてください。

二章

医者が患者に教えない健診のヒミツ

第二章では健診内容や診断の仕方からヤブ医者を見分ける方法を紹介します。「無意味なオプション」や「誤診につながる診療」などを知っているか、知らないかで患者さんの負担に差が出る項目を集めてみました。

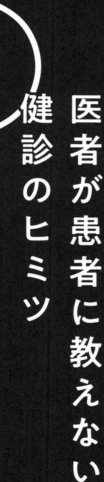

法則 13

無意味なオプションを勧める健診医療機関

会社員ならば年に一度は会社の健康診断を受ける機会もあると思います。自営業や個人事業主の方もたとえばお住まいのエリア（区や市など）で開催しているような健康診断に参加した経験があるのではないでしょうか。

病気になりたくなければ、少なくとも年に一回は健診を受けることが重要です。なぜなら、健康診断によって大腸がんや胃がん、子宮頸がん、乳がんなど日本人が発症しやすい病気を早期発見できるといったメリットがあるからです。

ほかにも糖尿病や高血圧の疑いがある方をそのまま放っておくと、のちに心筋梗塞になったり失明などのリスクも出てきます。健診を受けることで事前に病気の疑いなどを察知して早期治療につなげることができます。

ここで問題なのが、健診医療機関で働く医者のほとんどが無知なヤブ医者であることです。

私も若い頃に一度だけ健診医療機関でアルバイトをする機会があったのですが、そこでは驚くほどのヤブ医者が存在していました。悪徳な健診医療機関というのは、ヤブ医者を抱えているだけでなく、営利目的のために無意味なオプションを平気で勧めてくるので注意が必要です。

酷な言い方ですが健診医療機関で働いている医者の中には、非常に多くのヤブ医者が存在します。

大学病院だけの給与では生活できない若くて志のある医者がアルバイトで勤務しているとか、生活環境の変化で一時的に短時間勤務をしているなどの理由があればまだわかります。

しかし、健診医療機関で長い間フルタイムで勤務しているような医者で最新の医療知識をきちんと更新できている医者などいないに等しいと思っています。

悪徳健診医療機関は営利目的のためにすぐに無意味なオプションや検査をつけたがります。

そもそも検査のオプションというのは本来であれば専門医が必要に応じた検査をするものであり、専門医でないと必要性を判断できないものです。しかし、健診医療機関で働く医者たちはそういった知識や判断力さえ乏しいため、悪徳健診医療機関の操り人形のごとく安易な検査と誤診を繰り返しているのです。

もしかしたら、あなたも過去に無意味なオプションを勧められるがままに検査した経験があるのではないでしょうか。無意味なオプションにはたとえば次のようなものがあります。

～無意味なバリウム～

無意味な検査の一つにバリウムがあります。

バリウムを平気で勧めてくる医者は良心を欠いた医者であると断言できます。もはやバリウムを医療保険でやっている医療機関などほとんどありません。みなさんも一度はバリウムを飲まされたことがあると思いますので、バリウムを飲む辛さはご存知だと思います。

日本では悪徳健診医療機関に用いられているバリウム検査ですが、米国をはじめ海外では使用を控えている病院がほとんどだと言われています。なぜなら、バリウム検査は無意味な検査であるだけでなく、バリウムを飲むことで健康被害に遭うリスクが高いからです。

そもそも早期の胃がんは、粘膜面に明らかな凹凸が見えないことがほとんどのため、バリウム検査で早期の胃がんを発見することは非常に困難だといわれています。

それなのにバリウムを飲んだことで、透視台で転倒しやすくなったり、便秘になってしまうリスクもあります。

それにバリウムは体内で固まりやすいので便秘気味の人だとかご高齢で消化器官の機能が弱っている方などは、飲んだバリウムが排泄されずに下手をすれば腸閉塞になるリスクもあります。

さらに検査ではたくさん放射線を浴びる分、被ばくもします。

結局、バリウムを飲んでみて異常が見つかれば次は胃カメラに回されます。だったら最初から胃カメラでよいという話になります。

そういった意味でも、悪徳健診医療機関が無意味なオプションであるバリウムを勧めるのは明らかに営利目的としか言いようがありません。

健診業者がバリウムの機械を入れているとか、バリウムの薬を使っている会社が儲けたいという理由でバリウムを勧めているのです。つまりバリウムを積極的に推奨している健診医療機関は詐欺の領域ともいえるでしょう。

スキルス胃がんなどごく稀なケースで、バリウム検査を勧めることはありますが、ほとんどが胃カメラで対応できます。そのため、健診レベルのスクリーニングでバリウム検査をすることは全くの無意味であることは覚えておいてください。

～無意味なオプション腫瘍マーカー～

二つ目の無意味なオプションが腫瘍マーカーです。

健診のオプションにはこの腫瘍マーカーが追加料金でついてくるケースが多いのですがこの検査自体が不要だと私は思っています。

腫瘍マーカーとは「がんのチェックができる」とうたっているオプションなのですが、これほど意味のないオプションはありません。

がんの種類が色々あるように腫瘍マーカーの種類もたくさんあります。

がんチェックと称して腫瘍マーカーをやっても、腫瘍マーカーの感度と特異度はどちらも50%ちょっとなのでかなり低いといえます。感度と特異度については次のとおりです。

・感度＝感度が高いと除外診断に有用
・特異度＝特異度が高いと確定診断に有用

つまりは腫瘍マーカーが陰性であってもがんであることはざらにあるのです。腫瘍マーカーが陽性だったので追加で検査をするのであればまだマシと言えるでしょう。しかし腫瘍マーカーが陰性だったことで患者さんはがんじゃないと勝手に思い込んで必要ながん健診を受けなかった結果、後で実はがんと発見された場合は一体誰が責任をとるのでしょうか？

地域の医師会が主催する健診は私のような開業医がおこないますのでこんなことは絶対にありません。しかし、営利目的で企業と一緒におこなっている健診医療機関は問題です。そういう悪徳健診医療機関は場所代や最新の機材を導入しているという理由からコスト回収や利益追求のために無意味な検査やオプションを繰り返しているケースがほとんどだからです。

企業にとって健診というのは半ば義務化されているため、やむなく従業員に受けさせるものですが、そこに必要以上のお金をかけたくないというのが企業の本音でしょう。つまり企業にとっては健診そのもののサービスの質にはこだわりがないのが現状です。

健診医療機関のサービスの質だとか良し悪しに限らず単に健診費用が安ければいいという考え方なので健診医療機関のサービスの向上にまでは関われないのです。

これらの理由からも健診医療機関のサービスの質はいつまでたっても改善されないことが理解できると思います。

毎年受ける健診だからこそみなさんにはくれぐれも騙されないように注意してほしいと思っています。もし悪徳健診医療機関によって無意味な検査やオプションを勧められたときは、その医療機関に十分な説明を求めてみるのもよいかもしれません。

法則14

健診結果を誤診しつづける医者

健診医療機関で働いている医者のほとんどがヤブ医者だということは繰り返しお話ししました。

なにしろ流れ作業で検査をおこなうのですから、彼らが思慮深く診察をすることはありません。そのため延々と健診結果を誤診しつづけている可能性が高いのです。

誤診されやすい健診には、

・触診
・心電図
・膠原病チェック（抗核抗体・ANAという項目の採血）
・リウマチチェック（RF・RAといった項目の採血）
・その他一般的な採血
・オプションのMRIやCTといった検査

などがあります。

それぞれについて詳しく説明しましょう。

～触診による誤診～

かつて私が健診医療機関でアルバイトをしていたときです。６００人中３００人ぐらいの人に、触診だけで

「甲状腺が腫れてますね」

と言っている医者がいたのを今でも強烈に覚えています。触診だけで６００人中３００人もの患者さんに平気でそんなことを言ってしまうのですから一体どんな神経をしているのだと、私は驚きを隠せませんでした。

とにかく健診医療機関にいる医者には、とんでもないヤブ医者がいるという事実だけは知っておいてください。

甲状腺炎など確かに甲状腺が腫れる病気はあるのですが、それは触診より採血やエコーでないと正確に診断できません。

その様子はまるで、何百人の患者さんを工場のベルトコンベヤーのようにあっちか

らこっちに流して、誤診を繰り返しているようなものです。

一体どうしたら600人中300人の甲状腺に異常があるなどと考えられるのでしょうか？

しかも、そういった方がたまたま一人などではなく、私が確認しただけでも十数人いました！（つまり、私も若いときには結構健診バイトに行ったということになりますね）。

そうやってヤブ医者に誤診されたせいで不安を感じた患者さんは慌てて内分泌内科に来院しますので、甲状腺内分泌内科に最近患者さんが増えています。

〜心電図による誤診〜

心電図による健診は安価で、体にとくに痛みを感じることがないので、健診する分にはなんの問題もありません。

しかし心電図による判断については循環器の勉強をちゃんとした医者がしっかり診ないとよくわからないケースがほとんどです。

心電図の機械にはコメントが出てきて自動で機械判定してくれます。ある健診医療機関の医者は自分の頭で考えることを一切せず、心電図の機械判定をそのまま診断書に記載しています。

本来医者というのは機械判定を鵜呑みにするのではなく、自分の頭で判定しなければいけません。

そのため健康診断の心電図の結果欄に平気で「急性心筋梗塞」などと書いてしまうのです。

もしも、その患者さんが本当に急性心筋梗塞であれば非常に緊急性の高い病気なので今頃は亡くなってトラブルにもなっているはずです。

そんな緊急性の高い病名を機械の判定通りに鵜呑みにして健診結果に平然と書く医者というのは、医者として失格ともいえるレベルではないでしょうか。

心電図で検査すること自体は悪くありませんが、きちんと患者さんの年齢や性別、処方歴やバックグラウンドなども加味したうえで考えられる医者でなければ診断の評価はとてもむずかしくなります。

ヤブ医者に大きな病気だと誤診されたせいで患者さんがあとでトラブルに巻き込まれるケースだけは避けていただきたいのです。

～膠原病・リウマチチェックによる誤診～

健診医療機関にはがんチェック同様に、膠原病・リウマチチェックなどもあります。

たとえばリウマチチェックでは、ＲＦという項目を採血し

「あなたは関節リウマチの可能性が高いですよ」

とか

「あなたはリウマチの可能性はありません」

など平気で書く医者がいるのです。

そんな簡単に膠原病・関節リウマチの診断がつくならば専門医なんていりません。

健診医療機関にいるヤブ医者は、検査項目やそれを判断するための感度や特異度についてもまったく理解できていません。

関節リウマチも膠原病もいろいろな角度から判断する必要があるので、採血だけではわかりません。

それなのに診察を少しやっただけで
「関節リウマチの可能性あり」

と誤診するヤブ医者が本当に多いのです。

そんな無責任なヤブ医者に誤診されるたびに、患者さんは不安を煽られるだけです。

先日、私のクリニックに
「健診医療機関で関節リウマチの可能性が高いといわれたので診てください」

と言う患者さんが来院しました。

受診したところリウマチ因子の値は18程度でした。実は、女性は健康でもＲＦが少し高い方というのがたくさんいらっしゃるのです。

関節リウマチは基本的に採血ひとつで判断するものではありません。

やはり症状ありきの病気ですから、関節リウマチの症状がまったくなければ、基本的には経過観察で治療することはないのでがんのように未然に見つけて防ぐ病気でもありません。


未然に見つけて重症化を防ぐのが健診でありスクリーニングの目的なので、関節リウマチとか膠原病はそもそも健診やスクリーニングには適していないといえます。


リウマチ因子が高いということだけで誤診を受けてしまった患者さんは、慌ててインターネットを使って情報を収集します。

関連サイトを見ると、

「リウマチは不治の病で手足の変形は絶対にさけられない。寿命も短くなる」

といった内容が書かれているものが多いので、それを読んだ患者さんは、真っ青な顔をして私のクリニックに来院します。

健診医療機関で誤診を受けたうえに、さらにウェブでも間違った情報が書かれていたら……。

その患者さんの不安は相当なものでしょう。

そんなことが起こらないようにするためにも健診医療機関で膠原病・関節リウマチチェックをやるべきではありません。そもそも誤診につながるような無駄な検査はすべて排除していくべきだと思います。

～採血による誤診～

健診医療機関で採血をする機会は非常に多いでしょう。

しかし、これも誤解が多い項目です。

ＬＤＬコレステロールが基準値をちょっとはみ出しただけで「異常」とすぐに誤診してしまうヤブ医者には注意が必要です。

その患者さんの既往歴や状況をしっかりと把握したあとで、このレベルであれば治療しなくていいとか数値としては異常値で高いときは問題があるが、低いときは問題ない、などトータルで判断することが大切です。

それなのに機械的に判断した結果、

「ＬＤＬコレステロールが低値です。すぐに専門医療機関を受診してください」

などと記載されるのです。

低コレステロールにいったいどのような治療法があるのでしょうか？

また専門医療機関とはどこにあるのでしょうか？

受診を勧めるならせめて当該医療機関を紹介すべきです。


本来、健診医療機関というのは、どこがどう異常なのかを正しく判断してどこを治療すべきかを患者さんに明確にする役割があります。

そんなこともできずに、ただ患者さんの恐怖や不安をあおるだけの健診医療機関が世の中にはたくさん存在しているのです。

～ＭＲＩによる誤診～

ＭＲＩは、撮影から得られる情報量が多い検査のため最先端の機械といえるでしょう。高精度でいろいろな情報が得られる検査なので診断にも有用なのは事実ですが、それを診て判断するのがヤブ医者だと宝の持ち腐れになってしまいます。

今はＭＲＩも非常に解像度が進んでいて、正直に申し上げると通常の診療科の医者では読影がしきれないのが現状です。

それにもかかわらず経験不足の医者が流れ作業のようにデータを読影してしまい誤診につながっているケースが多いのです。それに、整形外科などのクリニックでＣＴやＭＲＩを導入してしまい、元をとるために無駄に検査をしてしまう医療機関もあります。

そもそもＭＲＩなどは町の開業医が簡単に読影できるレベルのものではありません。そのため、ＭＲＩを受けるときは、放射線科の専門医の医者とダブルチェックしてくれるようなしっかりとした医療機関を選ぶようにしてください。

関節リウマチのＭＲＩ検査でも滑膜の評価をする機会がありますが、非常に読影が難しいうえに造影剤を使用して評価をしなくてはいけないので、私は必ず放射線科の医者に読影してもらうようにしています。

中小病院の整形外科でＭＲＩを撮ったときに「異常なし」と判断された患者さんが後になって「腰が痛い」と訴えてきたので改めてＭＲＩの専門医に読影してもらった結果、腰部脊柱管狭窄症だったケースもあります。

だからこそＭＲＩ検査の読影については慎重にならなければいけません。

そもそもＭＲＩのように先端技術が導入された機械の読影を無知なヤブ医者に任せるのはもったいないだけではなく、危険極まりない行為ともいえるでしょう。そしてあなた自身の身を守るためにも、ＭＲＩなどの複雑な検査をおこなうときは必ず信頼できる専門医に相談するようにしてください。

これまで私は健診医療機関での誤診されやすい健診（触診・心電図・膠原病・リウマチチェック・採血・ＭＲＩ検査）についてそれぞれ説明しました。

繰り返しますが健診医療機関にはとにかくヤブ医者が多いのです。検査数値が異常かそうでないかだけでしか判断できないヤブ医者がたくさん存在するため、その分誤診も多くなります。

みなさんが検査をしたときに、かりに「要治療」と診断されても冷静に対応するようにしてください。

本書を読んで、

「健診に行くのが怖くなった」

なんて思った方もいるのではないでしょうか。

しかし、何度も申し上げているとおり

・乳がん

・**大腸がん**
・**胃がん**

など日本人がなりやすい病気を早期発見するためにも定期的に健診を受けることはとても大切です。

ですから余計なオプションを省いたベーシックな健診だけは毎年必ず受けてほしいと思っています。

三章

あなたを守る医療情報

第三章では知らないと損をするお得な制度について紹介します。これらは一般的にはあまり知られていない内容ですが、読者のみなさんの中に将来重い病気にかかる方もいるかもしれませんので、これを機にぜひ知っておくといいでしょう。

法則15

お金がなくても治療は受けられる

医療従事者は当然知っていますが、一般的には浸透していない便利な仕組みや制度があります。

それは、

- **高額療養費制度**
- **治験**
- **オンライン診療**

などです。高額療養費制度を知らない人の中には民間の高額な医療保険に加入してしまう人も少なくありません。

しかし、それは意味のない行為といえます。

なぜなら、日本の医療は国民皆保険制度となっているためさまざまな治療が本来は公的な保険や高額療養費制度などでカバーできるからです。

それではそれぞれの便利な制度について個別に詳しく解説してまいります。

〜高額療養費制度について〜

日本には大変便利な医療制度があります。

その一つが高額療養費制度です。

高額療養費制度とは、年齢や所得に応じて上限額が定められているので、いくつかの条件を満たすことで、経済的な負担をさらに軽減できる国の医療制度です。

通常は病気やケガで医療機関にかかった場合は、健康保険証を提示することで自己負担額はおおむね3割となります。

しかし大きな事故にあったり、病気になって手術や長期入院が必要になったときには多大な費用がかかるイメージがあります。

しかしその時には、高額療養費制度を利用することで、手術代が何百万円もかかったとしても、その人の所得に応じて支払う上限額は決まってくるのです。

ですので何百万円も支払いがかかるということはないのです。

便利な高額療養費制度ですが、中にはこの制度について詳しく説明してくれない病院やクリニックもあります。

万が一、長期入院が必要になったときはこの高額療養費制度を利用できる、ということを頭にしっかりと入れておいてください。

民間保険の中には先進医療特約というものがあります。これは加入する必要がないと思っています。

先進医療とは、一般の医療水準を超えた最新の先進技術を提供する医療のことで、厚生労働大臣から承認された医療行為のことを意味しています。

病気の種類や治療内容によっては保険適用のものと保険適用外のものがありますが、技術料はすべて保険適用外で全額自己負担です。

ほとんどの人が先進医療特約に加入しておかないと大きな病気をしたときに手術代が高くなるとか良い治療が受けられないと勘違いしているようですが、全然そんなことはありません。

前述のように、かりに病気になって手術が必要になった際、自己負担が100万円以上かかったとしても高額療養費制度を使えば数十万円で収まります。そのため、わざわざ高い月額費用を払ってまで民間の先進医療特約に入る必要はなく、この治療が必要になるケースはほとんどないということだけは知っておいてください。

もしも先進医療特約を無理に勧められたら、それは詐欺の領域なので注意しましょう。

～最新の治験のメリットについて～

二つ目の便利な医療制度は最新の治験です。

治験というと、自分が実験動物になるような悪いイメージを持つ方もいるかもしれません。

しかし、それは大きな間違いです。不安に思うことは何もありません。

クリニックレベルでできる治験は、安全性がある程度確認されている薬の最後の確認といったフェーズが多いため、比較的安全と言えます。

それにそういった専門的な治療の治験ができる医療機関というのはもともと限られ

ています。

専門治療の治験をおこなえる医療機関というのは、つまりその疾患に対して高い専門性があるという証にもなります。

さらなる利点としては、治験を利用することでメーカー側からは医療費や交通費などが出ることがほとんどですので、最新の治療を受けたいけれど経済的に苦しい、といった方にとって治験はむしろチャンスでもあります。

また治験をおこなう際には治験専門のコーディネーターがおり、治験についてきちんと話をしてくれます。

治験に興味のある方は自分が納得するまで話をしてみることをおすすめします。


～オンライン診療について～


オンライン診療は、将来的に絶対に必要な診療だと思っています。

まだまだ始まったばかりのオンライン診療ではありますが、国自体がこのニーズを確証しているので今後はもっと普及していくと思います。

私のクリニックでオンライン診療の導入を始めたのは昨年からですが、まだ導入初期で適応ルールが非常に厳しいため、適用できる患者さんがなかなかいないというのが現状です。

導入が難しい点は、国の制度にあります。

技術的には、ただＴＶ電話を通じて患者さんの病状を聞き、それに対して薬を処方するだけなのでまったく難しくありません。

しかし、診療報酬の面でいまは問題があります。

オンライン診療と対面診療でどれくらい診療内容に差が出るか？　といった研究はこれからなので、今はまだニーズが少なくても数年後には普及するシステムだと思っています。

日本医師会が懸念しているのは、オンライン診療は対面診療にくらべて診療の質が著しく下がるのではないかという点です。

実際に現場に出ている医者として言わせていただくと決してそんなことはないと思います。

もちろん、関節リウマチとか一部の感染症の患者さんたちに対しては、実際に診察しないと薬を処方することはできません。

しかし生活習慣病の患者さんで症状が安定している方であれば、対面診療をしたからといってオンライン診療以上の情報が得られるわけでもないと思います。

オンライン診療で十分に対応できる病状の患者さんをしっかりと選べば、オンライン診療というのは患者さんにとっても医療機関にとっても、利便性が高いシステムであり、とくに遠方にお住まいの方や多忙で来院が難しい方にとってはとてもニーズがあります。

オンライン診療が普及すれば医療の利便性・簡便性は向上するため、初診費なども下がるといったメリットも生まれます。そのため、将来的には絶対に普及してほしい診療だと思っています。

法則 16

不要な検査、無駄な医療を見直す

あきらかに受ける必要のない検査や考え方自体を見直していかなければならない医療行為というものがあります。

なかでも検査すること自体が無駄といわれている検査の一つが「インフルエンザ検査」です。

そして無駄とまではいいませんが日本人全体が考え方を変えていかなければならないものが「延命治療」です。

それぞれについてなぜ無意味であるのか、本来はどう考えるべきなのかといった点を詳しく解説しましょう。これらは私たちが生きている限り一度は経験することだと思うのでとても参考になると思います。

~インフルエンザの検査は不要~

「インフルエンザが猛威をふるう」というニュースが流れる時期に、高熱が出ると「もしかしたらインフルエンザかも」

と心配になる方は多いと思います。みなさんも一度はインフルエンザ検査を受けた経験があるのではないでしょうか。

インフルエンザ検査でインフルエンザと判定された場合は薬を使用しなければならないと信じている人が多いようですがこれには気をつけなければなりません。

実はインフルエンザ検査の感度はかなり悪く、特異度が非常に高いものなのです。そのため検査で陽性だった場合は間違いなくインフルエンザと言えます。

一方で感度は低いのでインフルエンザ検査が陰性だった場合でも、実はインフルエンザということだってざらにあります。


昔は、冬に高熱が出て呼吸器症状があればインフルエンザと診断されていました。臨床所見でインフルエンザと診断された人は、他人にうつる可能性があるので家に帰って解熱剤や咳止め、痰きりなどを飲んで寝るというのが一般的でした。実は今でもこれで十分なのです。かりに抗インフルエンザ薬を使っても1日か2日ほど治るのが早まる程度で、それがないと治らないというわけではありません。

最近はインフルエンザ検査の精度もよくなって感度が上がっているものもありますが、感染してから時間が短いと検査をしても正確な診断が出せないのが現状です。

そういう理由からもインフルエンザではないと見極めるのはとても難しいと考えています。インフルエンザ検査が正確でないので、患者さんが逆に診断結果に振り回されることにもなりかねません。

ちなみにインフルエンザ薬や検査などがどうしても必要な患者さんというのは、免疫を抑制する特殊な治療をしている患者さん、高齢者、乳幼児など体力のない人に限ります。

こういった患者さんには積極的に抗インフルエンザ薬（ゾフルーザとかタミフルとか）などを使うべきですが、健康体である若い方に関してはインフルエンザ検査なんてそもそも必要ありません。それに抗インフルエンザ薬を乱用することで耐性ウイルスの問題も出てくるので、できれば使わないでほしいと思っています。

～延命治療の見直しについて～

延命治療についてはとてもデリケートな内容のため、私も言葉を選びます。

しかし避けては通れない問題ともいえます。延命については今でも難しい問題とされていますが、国の医療負担や超高齢化に対応していくためにも、延命治療に対する考え方の見直しは必須です。

患者さんの病状にもよりますが、すでに寿命をまっとうした高齢者の方に延命治療をしてしまうことは正直に言って本人のためにもならないと思っています。

誰でも健康で長生きすることが理想です。

しかし、厳しい言い方をすれば人間はだれしも最後は亡くなるわけです。昔は、今のように医療技術も発達していなかったので、人工呼吸器や心臓マッサージなんてものはなく、最後に死期を迎えた方に関してはごく自然に亡くなられていました。

それに予後がない患者さんの中には、現状の病気が辛くて延命を望んでいないケースもあります。しかし、日本では本人は延命を望んでいなくても家族がそれを受け入れられずに心臓マッサージや人工呼吸器といった延命治療を選択してしまうケースが圧倒的に多いのです。

延命治療とは本人の希望というよりも、むしろ家族の納得のためにおこなわれているといっても過言ではないでしょう。

延命治療をしなければ、目の前の家族を見殺しにするような気持ちになるのかもしれません。

病気の本人が延命治療を望んでいなくても、事前にそれを表明しておかないと家族はそれを判断できません。ご本人が心臓マッサージを望んでいないと事前に伝えていたとしても、いざ心肺停止を起こせばその場に直面した家族は

「やっぱりやってください！」

と言うこともあります。

家族としては、やれることは最後までやり尽くしたいといった気持ちがあるのかもしれませんが、ときにそれは無駄な行為でしかありません。

なぜなら、一度心肺停止に陥った高齢者の方がその後、人工呼吸器を使用し、それを離脱して元気に歩いて帰れる可能性はほとんどありません。

できれば死の淵に立つ前に本人はどうしたいのか、家族はどうしたいのかをきちんと話し合ってそれをきちんと書面に残すなどしておいた方が後々困らないと思います。

助からないとわかっていながら救急車を呼んで心臓マッサージをしてＩＣＵ管理するとなれば、そこには莫大な医療費用がかかってきます。

日本人はもっと延命治療に対する考え方や死に対する考え方、安らかに看取ることの大切さなどを国民全体で考えていくべきだと私は思っています。

第二部

ほんとうに頼れる医者の見つけ方

四章

患者から医者へ

第四章では「医者から患者へ」ということで患者さんが日頃から医者に対して聞きたいことや治療を受けるうえで知っておきたいこと、さらに医者への素朴な質問にまで答えていきたいと思います。

診療や治療に関する内容のほかにも本来は絶対にここでは言えないような医療業界の情報などにも正直に答えていきます。ぜひ、楽しみながら読んでいただければ幸いです。

質問1

病院の口コミ情報って信用できますか？

病院選びに口コミを重視する方は多いと思います。

しかしそれは大きな間違いです。

なぜなら、医療について口コミを書く人というのは基本的にネガティブなことしか書かないからです。それに悪いことに関してはそれを誇張して書く傾向があります。

私のクリニックは幸いにも口コミなどで良いことが書かれていますが、診療科などによって評価はさまざまです。

特に線維筋痛症の患者さんを診療しているクリニックや精神科領域のクリニックは、悪いコメントが書かれているケースが多々見受けられます。実際に悪い治療をしている可能性も否めませんが、口コミを信用しすぎるのもよくありません。

特に精神科領域は治療そのものよりも、医者との相性が悪かっただけで悪い口コミを書かれてしまうようです。自分の体調が変わらないということだけで、そのクリニックがさも悪いという評価は正当ではありません。

また、実は口コミはお金で買えるので、業者がお金を出して嘘の口コミを書かせていることもあります。

ですから、口コミについては話半分程度に見ておくのがよいと私は思います。

質問2

セカンドオピニオンを求めたら、医者は気分を害しますか？

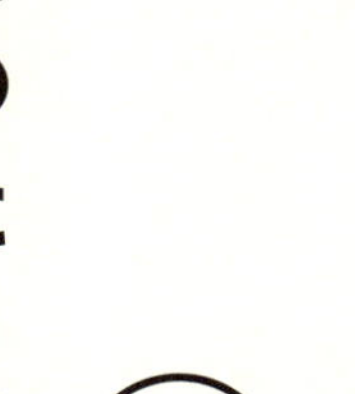

セカンドオピニオンを望む患者さんはたくさんいらっしゃいます。

私は正当な理由がある患者さんであれば、セカンドオピニオンを受けたいと言われても特に気分は害しません。

若い医者はセカンドオピニオンを求められても気にしない人の方が多いと思います。

自分が専門医として正しい治療をしていると思っていても、

「この療法が、本当に患者さんに合っているのか？」

「ほかにもっといい治療があるのではないか？」

と悩む医者もいますので、むしろ別のドクターに自身の治療の妥当性を裏打ちしてもらうことによって、安心できる部分はあります。

それによって患者さんとより信頼関係を作れるのであれば、ぜひセカンドオピニオンの意見を聞きたいと考えています。

逆に、セカンドオピニオンを嫌がる医者というのは、私の見てきた限りご年配の医者に多かった気がします。

あとは、

・自分の治療に自信がない
・実際にセカンドオピニオンを受けた時に自分の治療方針がひっくり返される不安がある
・自分の評判が下がるのがイヤ

といったネガティブな気持ちをもっている医者には多いと思います。**要するに、自分の治療に自信がないからセカンドオピニオンがイヤだと言っているのです。**

あとは単純に面倒くさいというのも理由の一つでしょう。治療歴が長い患者さんの場合は、資料やデータを集めてから別の専門医に紹介状を書くまでに最低でも30~60分はかかってしまいます。診療を終えてから1時間かけて資料を作るのは、多忙な医者にとっては正直かなりしんどい作業だからです。

とはいえ、紹介状を書くことは医者としての当然の義務ですから患者さんに正当な理由があるのにセカンドオピニオンの紹介状作成を拒否する医者というのは、医師免許をはく奪していいレベルだと思っています。

ただし、セカンドオピニオンについては患者さん側にも少し問題があります。

本来、セカンドオピニオンは健康保険適用外なので自費診療でやるものだと明記されています。それでも保険の範囲内で受診しようとする患者さんが非常に多いのが現状です。

それに患者さんが考えている以上に、セカンドオピニオンは医者の時間を拘束するものです。

基本的に医者は限られたスケジュールのなかで仕事をしていて、病院には大勢の患者さんが来院してきます。

そんな状況でセカンドオピニオンを受けたいという患者さんほど、

「30～40分は時間をとってほしい」

と平気で望む方もいらっしゃいます。

しかし、それはほかの患者さんにも迷惑がかかることであり、医者の時間をも拘束しますから本来は初診料だけでは成り立ちません。

自分の患者さんになるからきちんと診るとか、ならないから診ないという問題ではありません。

どんな時もきちんとお話をしたいという気持ちは変わりませんが、現在通っている医療機関があるのに、30分以上お話しした後、

「なんとなく不安だったので今日はお話を聞きたかっただけです。聞いたお話は主治医に言っておきます！」

と平気で言って去ってゆく患者さんもいます。

それで通常の保険診療の初診料しか取れないとなれば、さすがに医者の心証を著しく害するはずです。

セカンドオピニオンを求めることが悪いことではありません。

ですが、セカンドオピニオンは本来は自費診療であることをご理解いただきたいのです。

もしもセカンドオピニオンを望むのであれば自費診療で医者も納得したうえで受診した方がお互いにじっくりと対話もできてよいと思っています。

医者と患者さんとは、常に平等なパートナーであるべきだと考えていますから一方だけが得をする方法を押し通すのはよくないと思っています。

質問3

紹介状を書いてくれない医者にはどう対処したらいいですか？

紹介状を書きたがらないヤブ医者が多くいるのは事実です。

私は正当な理由のある患者さんに対して別の専門医やクリニックに紹介状を書くことは100％医者の義務だと思っています。

しかし、中には面倒くさいとか、ほかのクリニックに患者さんをわたしたくないなどの理由によって紹介状を書くことを拒否する医者はたしかにいます。どうしても医者が紹介状を書いてくれない場合はまずは最寄りの保健所に相談すればよいと思います。しかし、患者さん側でもときどき困ったケースが見られます。

数年前に私が診ていた患者さんの例です。

転院先で1～2年ほど治療を受けた後に別の病院にも診てほしいから紹介状を書いてほしいと担当医に頼んだそうですが、断られたため私に紹介状を書いてほしいという理由で来院されました。

しかし、私にはこれまでの治療方法などの経緯はまったくわからないので、患者さんの症状をしっかりと把握できていないのに紹介状を書くことは不可能なわけです。本来であれば今の主治医に紹介状を頼むのが筋だと思います。

質問4

患者から「お気持ち」を渡すと優先的に治療してもらえるのですか？

公立病院が患者さんから「お気持ち（金銭）」をいただくのは法律的にアウトだと思いますが、私立病院では法律的にセーフだと認識されているのかもしれません。

私は患者さんに「お気持ち」をもらったことは一度もありませんが、だいたいの医者はもらっていると思います。突き返すのは申し訳ないとか、後ろに患者さんが待っていて、やりとりの時間がないからというのが理由だと思います。

さすがに100万円単位でいただいてしまうと問題にもなると思いますが……。

数万円程度であればお気持ちとして受けとった方が患者さんも安心すると思うのかもしれません。

大学病院の教授クラスになれば、大体10～20万円はいただいているのではないでしょうか。しかし、せいぜいそれくらいだと思います。

ただしお気持ちをいただいたからといって優先的に診るとか特別な治療をすることは絶対にありえません。患者さんからすると、自分が優先的に診てもらえることを期待しているのかもしれませんが、どの医者に聞いてみてもそれは100％ないと答えると思います。もちろん、気持ち的には嬉しいとは思いますが、お気持ちをいただけなかったから治療に手を抜くということは絶対にあり得ません。

質問5

出勤時間が遅かったり、時間にルーズな医者はヤブ医者が多いのですか？

一般企業に勤める会社員が時間にルーズだと信頼に値する人間ではないと判断されますよね。

しかし、医療現場は基本的に時間にルーズなので医者はけっこうな割合で遅刻をします。私の場合、経営者でありいわゆるビジネスマンなので遅刻は絶対にしませんが、ほとんどの医者は時間にルーズです。外来でも平気で遅刻して来ますし、医局のカンファレンスなんかでもそうです。

一般社会において時間にルーズなことは許されないことですがなぜか、医者とか医療の世界に関してはそれが当てはまりません。たとえ時間にルーズでもきちんとした治療をやっている医者は非常に多いのです。

私は研修医のときに一通りの診療科を経験しましたが、やはりどの科も基本的に時間にルーズで、カンファレンスが予定通りに始まることはありませんでした。むしろまじめな性格で時間通りに来る医者たちはずっと待たされていたので、かわいそうな気持ちにさえなってしまいました。本来、こういったことは本当によくないことですが、今のところどの病院もそれを直すつもりはなさそうです。

質問6

医者の「大丈夫」という言葉はどこまで信じてよいのですか？

医者は基本的に患者さんに対して明言を避けます。

特に「治ります」とか「大丈夫です」といった言葉はなるべく避けたいと思っています。なぜなら、もしも病気が治らなかったときに患者さんに訴えられてトラブルになる可能性もあるからです。そのため、患者さんに寄り添った言葉をかける医者というのはほとんどいないに等しいと思います。勤務医に関しては特にそうです。

患者さんが重い病状である場合は、どちらかというと少しネガティブに言う傾向にあります。かりに大丈夫だと思っていても、

「もしかしたら、こういう可能性も少しあります」

とか

「まだ安心できないので様子を見ましょう」

などと表現するケースが多いのです。

勤務医の考え方としては、患者さんが満足しようとしまいと関係なく、まず患者さんと何かトラブルにならなければいいと思っている医者がほとんどだからです。

私の場合は一応クリニックの経営者ですし、自分なりに常にリスクを背負ってクリ

ニック経営をやっているわけですから本来は患者さんに「大丈夫」と断言するのはとてもリスキーなはずです。

それでも私は、あえてこう言うようにしています。

「大丈夫！　治るから」と。

その結果、

「治らなかったじゃないか！」

と患者さんに怒られることや最悪大きなトラブルになるかもしれません。けれど私は、かつて母親にこう言われたのです。「あんたね、この病気治りますって言ってあげれば、それで患者さんは安心して喜ぶんだから言ってあげなさいよ！」

私は、そのとき母親にこう伝えました。

「それはダメだよ。治らなかったときに問題になるじゃないか！」

しかし、後になって母親の言った意味がよくわかるようになりました。

患者さんの病気が１００％治るかどうかはわからなくても、寄り添った言葉をかけてあげるだけで患者さんはすごく喜んでくれます。それによって実際にトラブルになったことは特にありませんでした。中には稀なケースで病状が悪くなってしまった患者さんも過去にはいましたがそれでも「大丈夫！」と患者さんを励ますことは、患者さんにとってはうれしいことだと実感しています。

患者さんが医者からの「大丈夫」という言葉を信じるか信じないかはわかりません。けれど、少なくとも患者さんを勇気づけてあげたり、背中を押してあげることは医者としてはとても大切なことだと思っています。

誰でも自分が病気になれば不安な状態になることは予測できますし、それでも希望を持たせてほしいと思うのが人間心理だからです。もちろん、完全に治らない病気なのに治ると断言してしまうことだけは避けるべきですが、治る病気と判断できる疾患であれば、ポジティブな言葉をかけてあげることが大事だと思っています。

ただし、ふつうの医者の場合はどちらかと言えば患者さんの病状を悪い方へと言いたがる節があることだけは知っておいてください。

質問7

がんの告知を
すぐに患者さんに伝えない
ケースもありますか？

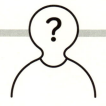

患者さんには自分の病状を正しく「知る権利」があります。また医者には「インフォームドコンセント」といって病状を正しく伝える義務があります。

がん告知は本来は患者さんにまず伝えるべきですが、日本の場合はなぜかご家族に優先的に伝えます。

また、ご両親や奥さま、ご子息など身内の方から「本人には伝えないでほしい」と強く頼まれた場合に限り、ご本人に伝えないことも稀にあります。

海外だと直接本人に余命を伝えることが一般的ですが、日本ではやはり家族が優先されると思います。これは日本特有の慣習だといえるでしょう。

本来は、エンドステージにある状態であればなおさらご本人に告知をするべきだと私は思います。ただこれに関しては家族よりも先にご本人に告知してしまうと、後で家族からクレームが出るケースが非常に多いのです。どの医者もやはりトラブルになることは避けたいので、まずはご本人に伝えるよりも先に家族に伝えて、家族が強く希望する場合にはご本人にはお伝えしないようにしています。その通りにしたからといって最終的にご本人に伝えたときにトラブルになるようなことはまずありません。ご本人も家族が自分を思ってのことだと理解することができるからだと思います。

質問8

営利目的の「なんちゃって訪問診療医」が増えているのは本当ですか？

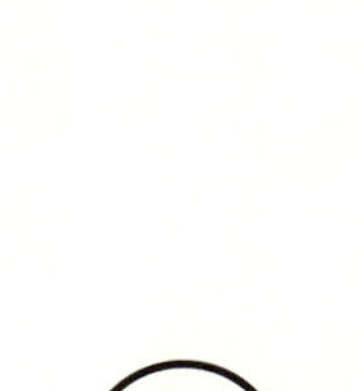

国が在宅医療を推奨しているため今後も訪問診療医のニーズは高まる見通しです。

しかし、最近はこの利便性を利用した「なんちゃって訪問診療医」が増加中です。診療保険点数が高いという理由で高齢の開業医が片手間で訪問診療をやっているケースが非常に目立ちます。

訪問診療は本来24時間365日電話に出て、何かあれば医者が直接ご自宅に出向き医療処置をおこなう体制を整えているからこそ高い訪問診療料がとれるのです。私は自法人内でしっかりとした体制を整え、地域医療に貢献しているクリニックを知っています。また当院のような小さなクリニックでは、訪問診療をメインでおこなっている非常に大きな医療機関と連携して24時間365日の体制を整えるようにしています。

しかし、中には訪問診療と公然と示しているのにもかかわらず、実際は夜中に連絡がつかなかったり、連絡がついても救急車を呼べと指示するだけの悪徳クリニックも多いのです。医者が救急車を呼べと言えば、家族は従うほかありません。高い訪問診療料だけいただいて何かあったら救急車を呼べというのは、単なる訪問診療詐欺に過ぎません。訪問診療詐欺に遭わないためにも、訪問診療を受けている患者さんは電話やメールなどで気になることはすべて確認しておく必要があると思います。

質問9

ドクター情報を集めた雑誌やウェブサイトは信頼できますか？

本屋に行くと、名医やいい病院の情報を集めた雑誌や本がズラリと並んでいます。これらの情報を参考にして病院を選ぶ方も多いと思いますが実はここにも大きな落とし穴があります。

私は過去に開業医を対象にしたポータルサイトを作っている会社のウェブ媒体と雑誌の誌面に掲載されたことがあります。それを見た患者さんが、

「わあ、先生すごいですね！　こんなところに載って！」

なんて言って喜んでくださいました。**しかし、正直に言うとその雑誌にはお金を払えばだれでも載れるのです。**実際に私はその会社に広告費として60万円（見開きページ分）を捻出しました。患者さんの反響をみると、広告としては非常によかったと思います。

しかし患者さんたちはまさか私がお金を払っているとは思っていないはずです。患者さんにとっては雑誌に掲載されている病院に通っていることに安心感や満足感を覚えているようです。そういう意味では、結果的にはよかったと思っていますが……。正当な医療機関をきちんと評価できているかというと、そんなことはなく、こういった雑誌はすべてお金が絡んでいることをどうぞ覚えておいてください。

質問10

医者は皆お金持ちなんですか？

世間では医者はみんな金持ちみたいな印象で見られることが多いと思います。しかし、労働時間などを考慮すると決してそんなことはありません。

とはいえ、日本国民の平均年収から考えると開業医は「小金持ち」だとはいえるかもしれませんが、残念ながら勤務医は高給取りの会社員くらいだと思います。

医者の社会的地位とか尊敬の対象という意味では、もしかしたら給料を上回る魅力があるのかもしれませんが、最近はその社会的な尊敬や地位というのも昔に比べたら低下しているとも思います。**診療報酬も下がる一方なので医者の給料もそれに比例してどんどん下がっています。**

都市部の大学病院では薄給の医者が頑張っているケースが多いのです。医者の労働時間や治療のリスクなどを考えれば、もっと医者の給料は高くてもよいのではないかと思う時もありますが、国の財政がこれほどまで圧迫している中で医者の給料を上げることは難しいことです。

そういう意味でも、今後は必要のない医療をいかに削るかが焦点になってきます。これまでは医者がやっていた業務でもほかの医療スタッフがやるようにシフトしていくと思います。そうなると医者の給料はさらに下がっていくかもしれません。

質問11

医者にとって大学病院の医局とは絶対に抗えない存在なんですか？

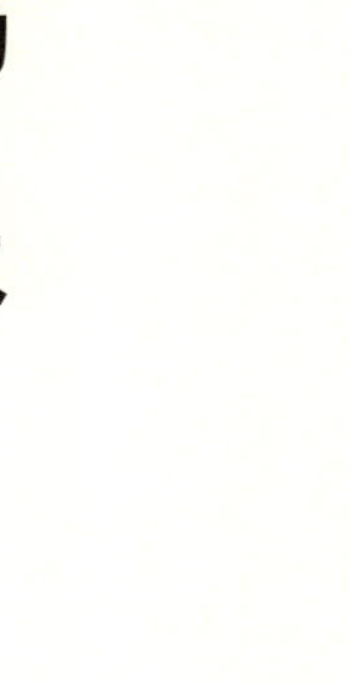

昔の大学病院の医局には人事権があったので、どの病院にどの医者を配置するのかという権限を医局が持っていたため、その分医局の力は強かったと思います。しかし、研修医制度が始まってからは自分の大学病院や医局に入らないケースも増えていきました。昔は、医局に入らないと専門医は取得できなかったのですが、今は医局に入らなくても専門医を取得することができます。そういう意味でも今の医局の力はぐっと弱くなっている気がします。

ちなみに私は今、順天堂の膠原病・リウマチ内科の医局にいます。クリニックでは一般的な内科に加えて関節リウマチ膠原病を専門的に診ているため、医局との縁が完全に切れることはありません。かといって医局をやめたから患者さんがクリニックに来なくなるというわけでもありません。**私にとっての医局というのは、権力というよりも同じ治療をする仲間みたいなものです。**

開業医は孤独で寂しいものなので、医局の一員として扱ってくれるとうれしいですし一体感を味わうことができます。大学病院では最新の医療知識も更新できて、何か困ったときにはすぐに仲間に相談することもできます。困った患者さんがいればすぐに入院させてもらえるので私にとって医局とはとても頼もしい存在です。

質問12

今でも製薬会社との癒着はあるのですか？

昔は製薬会社との癒着といったダークなイメージが結構あったと思います。

私が研修医のときは、まだギリギリ高価な接待などが存在していました。

目上の先生がゴルフのときは、製薬会社のハイヤー送迎で、車内にはシャンパンが用意されていることもあったようです。高級鮨の会食や超高級クラブに連れて行ってもらった医者もいたようです。もしかしたらそこでメーカーさんに何か頼まれていた医者もいたかもしれません。私が研修医になる以前は現金をそのまま渡すこともあったようです。

時代が変わるにつれて世間の目も厳しくなっていき、コンプライアンスを意識した外資系メーカーが規制をかけたことで製薬業界全体にも自主規制の流れが広まっていきました。今あるとすれば講演をおこない謝礼をいただく程度だと思います。

最近では医局会や学会で配られる昼食まで簡易なものに規制しようという流れになってきています。そんな中、薬の開発に関わるような上層部のドクターには研究開発費または寄付金という形で何千万円という単位のお金が流れていたことがニュースで話題になりました。しかし、私の周りではそんなことはまったく起こりえない話だと思っています。

質問13

正しい医学情報はどうやって手に入れたらいいですか？

私のおすすめは、最初から目に触れた情報だけを鵜呑みにするのではなくて、信頼に値する情報かどうかをまずは精査することだと思います。

たとえば、

・その記事について書かれた情報の出典はどこなのかを調べてみる

・どこに掲載された論文か

まできちんと精査すべきだと思います。

ほとんどの方はまずはインターネットで調べて情報を得ると思いますが、その情報の出典をきちんと記載しているサイトはかなり少ないと思います。

ネットの上位に上がってくる情報のほとんどがきちんと精査されていない内容だと思うので、それを鵜呑みにするのではなくまずは自分なりに情報の質をしっかりと精査してから判断する必要性があります。

サイトの中には読者の関心を引くためにセンシティブな内容を集めただけの記事が

目立ちますが、そういった記事の情報と、著者の身分をきちんと明記したうえで伝えている情報とでは情報の質がまったく違うはずです。そのため掲載されている媒体と、それを実際に記載している著者の信頼性というのはとても大事だと思います。**そもそも著者が存在しないあいまいな記事は、参考にすべきではありません。**

みなさんがインターネットから正しい情報を仕入れるのが難しい理由には、エビデンスレベルの高い情報を掲載しているサイトよりも、ＳＥＯ対策がしっかりしているサイトが上位に表示されてしまうことが挙げられます。

きちんとした情報を伝えたいと思っている医者がホームページに情報を載せていたとしても、情報の正しい順にグーグル検索の上位に上げるわけではありません。サイトをみなさんに検索されやすいように上部に上げるためには、広告をつけたり、検索がヒットすることでお金になるようなページに仕上げる必要があります。そういう意味でも検索サイト上部にヒットする情報は、上位表示させることが目的のサイトであることも多いため、情報の信頼性には値しないと考えた方がいいでしょう。

正しい医療情報を得たい場合は、まずはインターネットで情報を発信する医者のクリニックの雰囲気などを知って、それ以上に知りたいときは本などを参考にしてみましょう。そうやって色々な情報を見たうえでどれが正しい情報かをしっかりと見極めることが大事だと思っています。どんな情報にしてもこれ一つだけ見ればいいというのはありません。

日頃から色々な情報にできるだけ多く触れて、情報を精査する癖をつけておきましょう。そうすることで何が本当に正しい情報なのかが自分なりにわかってくると思います。あとは、きちっとした専門家に指導をしてもらうことも大切です。

専門分野で認知されている医者や回復実績を持つカリスマ的存在の医者については、信頼するに値する情報ももちろん多いと思います。しかしながらその先生だけの情報のすべてが正しいとは言い切れません。あくまでも複数の情報をみたうえでの判断が必要になってきます。一つの情報だけではなく、複数の情報を精査する習慣をぜひ身につけてください。

質問14

特定疾患療養管理料を取られていますが心当たりがありません。病院に問い合わせをしたら返金されましたが、そもそも特定疾患療養管理料とは何ですか？

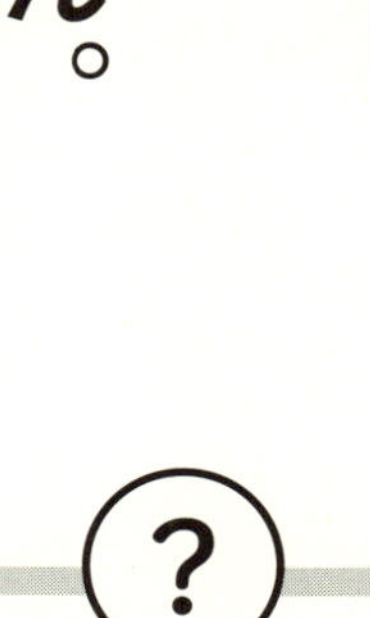

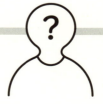

特定疾患療養管理料とは、

- **高血圧**
- **高脂血症**
- **糖尿病**
- **気管支喘息**
- **慢性胃炎**

などの決められた疾患に対して生活指導をすることで管理料が取れるといったものです。

生活習慣病の指導がメインなので、高尿酸血症や痛風は入っていませんが高血圧や高脂血症などは管理料を取ることが前提で診療報酬が動いていることがあります。

たとえば高血圧の人に塩分を控えるようにアドバイスをしたり、睡眠は7時間以上とるように指導をしてからカルテに記載して初めて特定疾患療養管理料というものが取れる仕組みです。

そのため、何の指導もないままカルテに記載された場合は、もちろん患者さんに返金するのが正しい考えです。

しかし、たとえば高血圧の患者さんなどは、きちんと薬を飲んでいれば血圧のコントロールが良好の方が多いので、数値や体調に大きな変化がなければ1分程度の診察で終わってしまいます。

こういう患者さんに対して、きちんとした指導もせずに特定疾患療養管理料を取っているケースが頻繁にあるようです。

ただし、

医者「前回の診療から体調に変化はありますか？」

患者「特に、なにか変化はありません」

医者「血圧は変わらず高めですけど、体調に変化はないようですので、また二週間後に来てください」

内科などでよく見かけるやりとりですが、このような流れで特定疾患療養管理料を請求しても問題はないとされているようです。

本来はきちんとした指導もせずに特定疾患療養管理料を取ることは理にかなわないことですが、内科では特定疾患療養管理料を何人の患者さんから取って採算が合うということまで設定されているため、詳しい説明なしに特定疾患療養管理料を取られていることが日常的なのかもしれません。

質問 15

初めての病院を受診するときに、準備しておくものは何ですか？

初診のときは保険証だけを忘れずに持っていけば大丈夫です。

患者さんのなかには自身の病気にとてもナーバスになっているため資料をたくさん準備したくなる気持ちもわからなくはありません。

しかし、患者さんからみて良かれと思って準備してきたものであっても、医者からみるとポイントがずれていることも多々あります。

本来医者とは、何も準備していない患者さんに対しても必要な話をきちんと聞きだして、それに対して正しい治療方針を決定するようトレーニングされています。

どうしても自分の病状や気になることを医者に伝えたいときは、2、3行程度にコンパクトにまとめた簡易メモを渡してくれると助かります。

私が過去に患者さんから提出された資料で、A4サイズの用紙にびっしりと3ページ分の質問が書かれていたものがありましたがこれでは医者の時間を拘束するだけで、対等な関係を構築することはできません。

患者さんが最善の治療を受けたい、と思うならばお互いに協力し合って与えられた時間のなかで必要な情報だけをキャッチボールする姿勢も大切です。

質問16

どうしたらヤブ医者は撲滅させられるのでしょうか？

私はこの本を出す前から、常に同じことを考えていました。

私個人としてはヤブ医者を撲滅させるためには、専門医の試験による更新制度がいちばんだと思います。

しかし医師免許の更新については、全員にその制度を強制するのはナンセンスなのかもしれません。その理由は、医者にも色々な種類があって研究をおこなう医者や厚生労働省で働く医者などもいるため、そこで免許の更新制度や試験を加味する必要性はないと思っています。

しかし、専門医の更新だけはしっかりとやってほしいと思います。

そもそも専門家を標榜して治療をおこなっている専門医や、専門医という肩書をつかって疾患の治療にあたっているドクターというのは、その治療が最新のものかどうかを確認するために数年に一度は更新制度をつかって専門医としての技術を培っているかどうかを確認する必要があると思います。

しかし現在の日本の法律では、医者は学会にさえ顔を出せば専門医を更新することは簡単にできます。学会では専門医を更新するのに出席さえとればよいところがほとんどなので、９割の医者が出欠だけとって、後は自由に観光をしているのが現状です。もちろん、医者の中には基調講演やオーラル（口頭発表）、またはポスターなどで自身の治療や研究、珍しい症例などを発表しているまじめなドクターもいます。しかしそれは一割にも満たないといってもよいかもしれません。そのような状況でしっかりとした医療知識をアップデートできる医者などほとんどいないでしょう。ですから、絶対に専門医の更新試験制度はあった方がよいのです。

しかし、開業してしまうと忙しすぎて勉強したくてもなかなか時間を取ることが難しいという現状もあると思います。一方、それでもきちんと学会で発表して、最新の医療知識をアップデートしながら日々の勉強に励んでいる医者たちももちろんいらっしゃいます。

私のように膠原病・リウマチの専門医というのは、常に勉強してさまざまな医療知識を懸命にアップデートし続けると思います。しかし、内科や小児科、整形外科や皮膚科など幅広く診ているゼネラリスト（総合診療医）というのはすべての科の情報をアップデートしなければならないため、これは時間的にも体力的にもかなり大変なことだと思います。もちろん、ゼネラリスト（総合診療医）としての医療の質を高められるようにいろいろなところで勉強なさっている医者たちも多くいらっしゃいますが、幅広く診療している先生は一部不得意分野における知識のアップデートが十分にできていないケースがほとんどです。もしも、そのアップデートできていない分野が小児医療分野だったりすると、下手をすれば重大な事故にもつながりかねません。

極端な話、今の制度のままであれば私も膠原病・関節リウマチ治療の専門医として勉強はまったくしなくてもあと20年間くらいは専門医を更新できる自信はあります。しかし、これでは専門医としてまったく意味がありませんし、患者さんからみても納得いかないはずです。それに、最新の医療情報や知識、スキルをアップデートするということは、本来は医者の義務であると私は考えています。

そういう意味でも専門医である以上は、きちんと最新の医学知識を兼ね備えているかどうか、ということを数年おきに精査できる更新試験制度があればいいと思っています。

質問17

サプリは薬の代わりになりますか?

一部のサプリメントは実際に疾患の治療に使用されるなど、薬剤としての役割も担っています。

しかし、サプリが完全に薬に置き換わることはありません。

やはり病気にかかったときは、まず薬で治療をする必要があります。

サプリは病気にならないための予防、また薬の効きを向上させるなどの効果で使用するものと考えましょう。

その際はサプリをよく知る内科医にしっかりと話を聞いてください。

そのうえで、必要に応じて十分な量のサプリを内服することをお勧めします。

ただし、サプリの中には非常に劣悪な商品も混在しています。

海外のサプリには日本では認可されていない成分が含まれているものもあります。

サプリを服用したいと思ったときは、どの会社のどんなサプリなのか、なぜそれを使用したいのかを主治医に確認したうえで選ぶように心がけましょう。

質問18

「得する」患者さんと「損する」患者さんに決定的な違いはありますか？

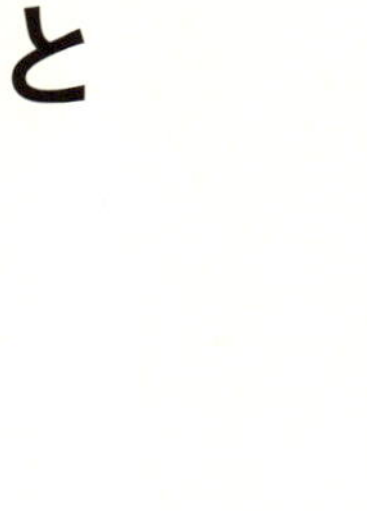

本来、医者とはすべての患者さんに平等に接する義務があります。

そのため扱いやすい患者さんだから得をさせるとか、むずかしい患者さんだから損をさせるということはありません。あえて言うのであればこれは人間関係において共通することだと思いますが、一方が得をするのではなくお互いに公平な関係が築けているかどうか、そして会話のキャッチボールが上手にとれているかが大事なことだと思います。


つまり得をする患者さんというのは医者との意思疎通がきちんととれていて、対等な関係を築けている患者さんだと思います。


たとえば待合室の後ろで何十人もの患者さんが待っているのに、身の上話を長くするとか、血圧や生活習慣の話の最中に、急にご家族の話をしはじめる患者さんというのは医者からみるとやや困った存在かもしれません。

もちろん、会話をすることはとても大切なことですし、多少ならばよいのですが、際限なくお話しされる方も稀にいらっしゃいます。

会話のキャッチボールが上手にできる患者さんであれば、医者ともコミュニケーションがとれるためスムーズに治療も受けられるので得をすることは多いと思います。

質問19

心臓ペースメーカーを入れている高齢者が多いと老人会で話題なのですが、本当に必要なのですか？

心臓ペースメーカーは必要だと思います。

なぜなら、心臓ペースメーカーについては、そもそも必要のない人に無理に導入することがまずないからです。高齢者＝全員にペースメーカーが必要なわけではありませんので、周囲で入れている人が増えたからといって神経質になる必要はないと思っています。

ただ、歳をとると脈に異常が出てくるので心臓のリズムが正常ではなくなることがよくあります。

いわゆる徐脈性不整脈といって脈が遅くなる症状です。すると突然意識を失ったり転倒して頭を打つこともあります。最悪の場合は脳出血になってしまう可能性さえ出てきますので、こうした症状にペースメーカーを導入し心臓の働きをサポートさせる必要がでてきます。

心臓ペースメーカーが必要と判断されたのであればきちんとつけるべきだと思います。心臓の手術と聞くと不安を覚える方も少なくないと思いますが、**現在のペースメーカーは小型・軽量化され電池の寿命も長くなりました。導入後も以前と変わらない生活を送ることが可能です。**

質問20

上手な痛み止めとの付き合い方はありますか？

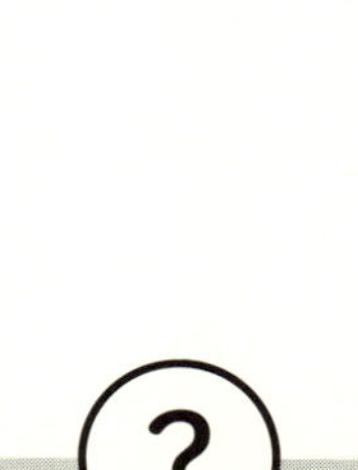

これは結構むずかしい問題です。

本来医者とはその人がその痛みに対してどれだけつらい思いをしているのかを理解して、その人の腎機能や年齢、消化管の状態などを見ながら許容できる範囲内の痛み止めを提供する必要があります。

痛み止めにはいろいろな種類が存在し、また神経の過緊張をとるタイプの痛み止めも存在します。

本当に必要な患者さんに対して適切な痛み止めを適正量処方するということがいちばん重要なことでもあります。痛み止めが危ないからといって出さないのもヤブ医者であり、痛いからといって「ロキソニン」を過剰に出すのもヤブ医者といえます。

私が専門の関節リウマチでは、痛みを訴える患者さんも多く来院されます。たとえば痛みがひどくて夜も眠れないような患者さんに、

「ステロイドは副作用があるからダメ」

と薬を出さないのは良心のカケラさえないですよね。こうした患者さんにはまずは少量のステロイドや痛み止めを出し、痛みをとって眠れるようにしてあげることもとても大切です。

質問21

舌圧子などの医療器具を使い回しする病院はどうなんでしょうか?

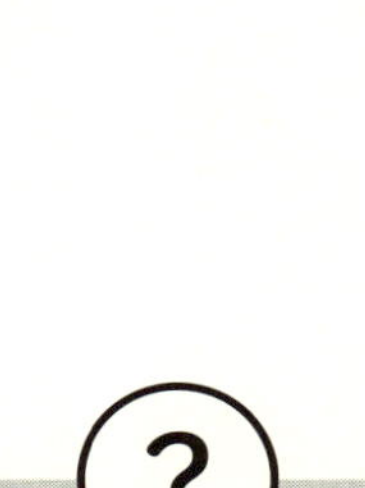

舌圧子《ぜつあつし》とは、口や喉を検査する際に、舌を押さえるために使用される医療器具のことです。みなさんも病院で一度は使われた経験があるでしょう。

いまの時代であればできれば使い捨てのものを使ってほしいというのが患者さんの本音かもしれません。

ちなみに、私のクリニックでは使い捨ての木製のヘラを使っています。きちんと消毒さえしていれば、金属のヘラを使いまわしている＝絶対にヤブ医者とまではいえないと思います。

ただしスリッパで感染症が発生する話でもしたように、衛生面においてはもちろん最新の注意を払う必要はあります。

この話についてはどの診療科なのかによっても変わってきます。

どんな患者さんがいて、どんな薬を扱っているのかという視点からも判断する必要があります。

どちらにしろ感染症だとか細菌の心配がないくらいにきちんと感染予防をしていることが前提です。それがしっかりとできている病院であれば、舌圧子の使い回しくらいでヤブ医者だと断定することはないでしょう。

質問22

忙しいお医者さんや情報をあまり与えてくれない医者から本音を引き出すコツはありますか?

多忙な医者に話を聞いてもらいたいとか、自分が納得するまで情報を引き出したいときは、やはり大学病院には行かずに地元のクリニックに行くことをおすすめします。

- **医療技術が進んでいる**
- **治療実績が豊富**

という理由でたくさんの方が大学病院に通院されますが、医者の中でも多忙を極める大学病院の医者から本音を引き出したり情報を与えてもらう時間は、正直ないに等しいと思っています。

そのため、**大学病院でゆっくり話を聞いてもらいたいと考えることはやめた方がよいでしょう。**

そもそも大学病院というのは、患者さんにたくさん来ていただいたから喜ぶような場所ではありません。

患者さんの回転率を上げてたくさん診療するスタンスでもありません。

大学病院の主な目的はあくまでも教育と研究、そして難治性疾患や治療困難症例の治療です。そのため一般的な患者さん一人当たりの診療時間や対応については二の次、三の次になってしまいます。

だからこそ平気で患者さんを待たせますし、待たせたからといってイヤならば来なくてもいいというスタンスなのです。そんな病院で医者からたくさんの情報を引き出そうとしたり、お話をするのはかなり難しいテクニックといえるでしょう。

本当に今の病状を知りたくて医者からたくさんの情報を引き出したいのであれば、まず町の開業医のクリニックに行くようにしましょう。それこそ開業医の仕事だからです。もちろんそこで何時間もお話しすることは無理ですが、必要最低限のコミュニケーションや治療方針など納得できるほどに聞けると思います。

とはいえ、町の開業医も多忙なことには変わりありませんから一人の患者さんに何時間も時間を割くことはできません。

私のクリニックでも、

「色々な病院に行きましたが、どこも思うような治療は受けられませんでした。だから、今日はじっくりと先生にお話を聞いてほしいんです」と問診票にびっしりと要望を書かれる患者さんが稀に来院しますが、こう書かれてしまうと少しだけ身構えてしまいます。

繰り返しになりますが医者に長時間話を聞いてほしいとか、それこそ詳しい情報を与えてほしいときには、本来はセカンドオピニオンと言って自費診療で診断を受けた方が患者さん側も納得するまで医者と対話ができます。

外来ではほかの患者さんもたくさん待っているので、きちんとした相談機関に行って時間を確保したいのであれば、そこで医療保険は使ってはいけないと思います。診療報酬の範囲内でゆっくりと自分の病状を伝えたいとか、病気についてとことん理解を深めたいというのは、一方だけが得をする話なのでこれではお互いに対等なコミュニケーションを築くことはむずかしくなります。

そんな事情もご理解いただいたうえで、ある程度話を聞いてほしいとか会話を重視している患者さんはまずは町のクリニックに先に行ってみることからはじめていただければと思います。

五章

医者から患者へ

～どんな医療を受けるべきか～

第五章では「医者から患者へ」という視点で医者から患者さんに対してこれだけはお伝えしておきたい内容を紹介します。

中には医療従事者の立場にならないと理解しづらい内容も含まれていると思います。それに患者さんからみるとやや辛口と捉えられる内容ももしかしたらあるのかもしれません。しかし、私にとって医者と患者さんの関係とは常に対等なパートナーであることには変わりありませんから、お互いの理解を深めながらみなさんに安全かつスムーズな治療を受けていただくためにも、最後まで読んでいただければ幸いです。

アドバイス
1

患者が医者を疑いすぎると〝訴えられないための治療〟しかできなくなる

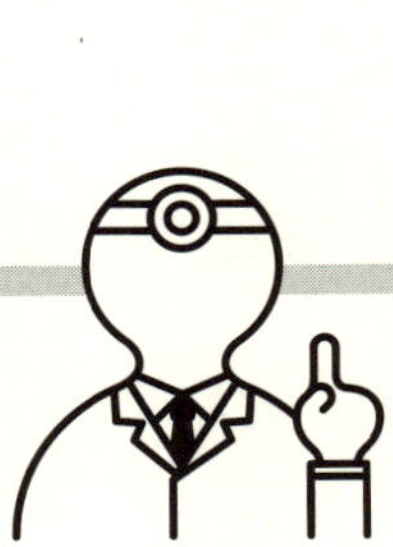

医療業界を見渡してきた結果、世の中には約三割のヤブ医者が存在していると私は思っています。そのため、みなさんには医者を過信してほしくはありませんが、かといって最初から疑ってかかられると、医者はその患者さんにとって本当に良い治療を提供することができなくなります。

どんな医者も、目の前の患者さんの病状をよくしたいと思っていることだけは間違いありません。しかし、患者さんに猜疑心ばかりをもたれてしまうと、病気を治してはあげたいけれど、患者さんとトラブルを起こしたくないなどの理由で治療ガイドラインを超えた提案ができなくなります。

ガイドラインというのはあくまでも標準化した医療を指します。専門医としては、今はまだ保険適用でなくても、患者さんにとって本当に良い治療と思えるものであればガイドラインを超えても勧めたいと思っています。

保険適用内の最新の治療法についても、信頼関係のある患者さんに対しては積極的に提案していきたいはずです。医者を過信したばかりに劣悪な治療を受けることは避けていただきたいですが、信頼できる医者かどうかを見分ける知識さえあれば、患者さんにとって良い治療が受けられるという柔軟な考え方は持っていてほしいのです。

アドバイス
2

ネット情報を鵜呑みにして診療方針を変更させようとしないでほしい

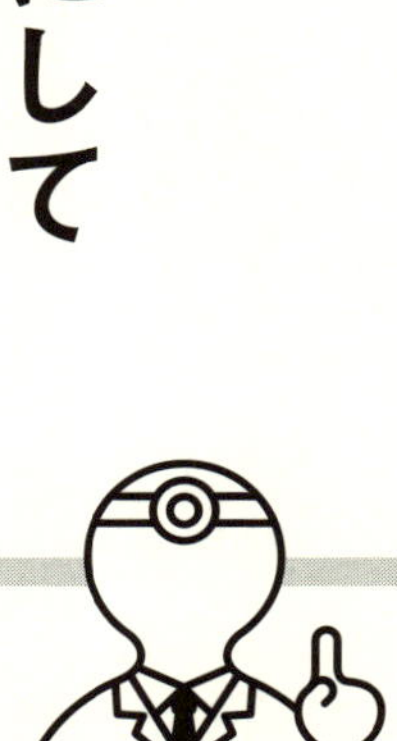

検索をすれば、病気の情報がネット上にたくさん出てきます。

しかし、グーグルやヤフーなどで上位に表示されているのは、エビデンスの高いお医者さんのホームページではなく、情報がより多く露出するようにＳＥＯ対策の業者にお金を払っているようなサイトがほとんどです。

そういうサイトの記事は医者本人が書いたものではなく、他人が書いているものです。しかし、検索すればいつもそれが上位表示されるがゆえに、患者さんはその情報を鵜呑みにしてしまって、慌ててクリニックまで来る方も少なくはありません。

きちんと診断を受けたにもかかわらず、ネットの情報では手術が必要だと書かれていたとか、こうしないと命も危ないなんて書かれていたと言って患者さんの方から治療方針を提案してきたり、現在おこなっている治療内容の変更を求めるケースも多々あります。「ネットを見るな」とまでは言いませんが、**氾濫する情報を鵜呑みにするくらいであれば、その分野の専門医の本をいくつか読んでみて自分なりに知識を積んだ方がずっと正しい情報が得られると言えるでしょう。**

ネットの情報だけを見て専門医の提案する治療方針を変えようとするのは患者さんにとって何のメリットもないのでやめるようにしてください。

アドバイス
3

民間療法だけを信じすぎない

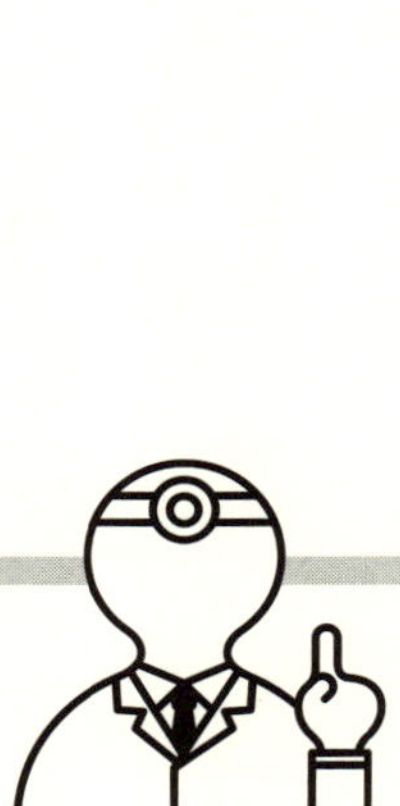

私は、民間療法に関して100％否定的というわけではありません。ただ、民間療法オンリーという選択はしてほしくありません。

なぜなら、保険診療はこれまでの膨大なエビデンスを集積したうえで成り立っている医療なので大きなブレがないからです。

要するに過去に10～20人を治療して、これがいちばん良かったとかいう話ではなく、大規模な経験値やデータがあって、現在もどんどん研究を積み重ねている治療なだけに医療としては保険診療がいちばん正しいというのは間違いありません。

ただし、100％それが正しくてそれだけが絶対というわけではありませんので、**保険診療の邪魔にならない程度に、民間療法を取り入れるというのは私も賛成です。**漢方やヨガ、瞑想などを楽しんでいる患者さんの中には、それが心の拠り所になって体の調子がよくなったという方も結構いらっしゃいます。

一部のサプリメントなどはエビデンスも出ており、今後治療の補助としての機能が大きく期待されます。結局のところ、今の医療が100％正しいということはなく、民間療法だって後にエビデンスが明確に出て立派な医療になっている可能性もあります。保険診療と民間療法の二本立てでおこなうのが私はよいと思います。

アドバイス
4

軽微な症状で大きな病院やクリニックに行くのは、やめたほうがいい

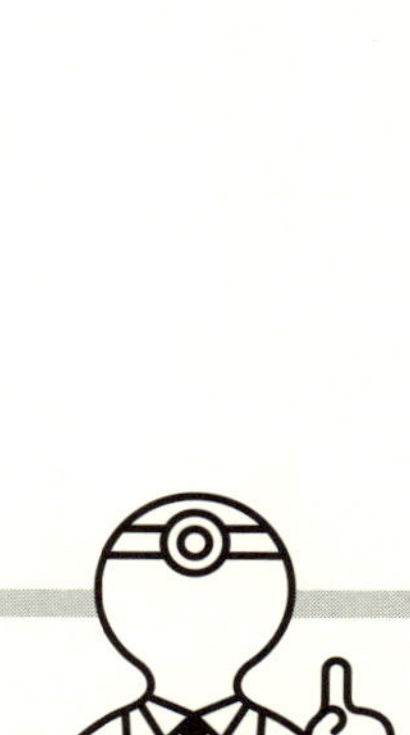

「風邪をひいたかも」などの症状でも病院に行く方はかなり多いと思います。町の開業医のクリニックに行くのであればまだよいのですが、風邪のひきはじめでも大学病院にわざわざ行ってしまう患者さんは意外に少なくありません。

確かに大学病院には最先端の医療や技術があるためクリニックレベルでは受けられないような検査まで受けることができます。

しかし、大学病院の勤務医は周知のとおり寝る暇もないほどに働いています。

もちろん、他の病院では治療が受けられないほど重症レベルの患者さんが来院するのであればなにも問題はありませんが、**中には町のクリニックでも十分なレベルの疾患の患者さんもたくさんいらっしゃるわけです。軽い風邪や頭痛、関節痛程度でも気軽に大学病院に行ってしまう患者さんがとにかく多すぎます。**

すると大学病院での一人当たりの診療時間はますます減ります。

そうなると、本当に今すぐに治療が必要な重症レベルの患者さんに割くための時間までもが減ってしまいます。

全体的な診療時間が短くなれば、患者さんだって思い通りに自分の症状を医者に伝えることができなくなるので、安心して治療を受けられなくなります。

先の例にもどりますが、初期の風邪程度ですぐにクリニックを受診することはあまりおすすめできません。

なぜなら「風邪をひいたと感じたら、すぐに体を休める」、これが基本だからです。

日本人は少しでも風邪っぽいと思うとすぐにクリニックや病院に行きます。しかし、海外では風邪くらいではそんなに簡単に病院には行きません。もちろん、日本のように健康保険で三割負担といった恵まれた制度がないことも理由の一つではありますす。たまに咳が出てのどが痛いくらいであれば病院に来るよりも、栄養や水分をとってしっかりと寝た方が得策だといえるでしょう。

逆に免疫力が落ちているのに人混みの多い病院に行ってしまうと、感染リスクが高まって今よりも状態が悪くなるケースもあります。

ただし

「咳がでて全然眠れないから薬がほしい」

という理由であればそれはまだ理解できます。それに、

「明日大事な会議があるから、明日までに熱を下げたいので薬をください」

という理由も理に適っているでしょう。

しかし、薬まで必要のない患者さん（風邪のひき始めの人など）に
「温かくして家でしっかりと睡眠をとってください」

と言うと、口コミサイトなどに
「何もしてくれない医者でした」

などと悪く書かれてしまいます。

本来、下手に薬を飲ませるよりもその方がずっと患者さんの体にもよいと思って言ったことでも「風邪をひいていてつらいのに、何も出してくれないひどい医者」などと思われてしまうのです。しかし、医者の本音としては本当はそれがいぶし銀の治療でもあります。下手に薬を出すよりも温かくして寝た方がよくなるからそうしてほしいだけなのです。

アドバイス
5

薬を飲んでいないのに「飲んでいる」と嘘をつかないでほしい

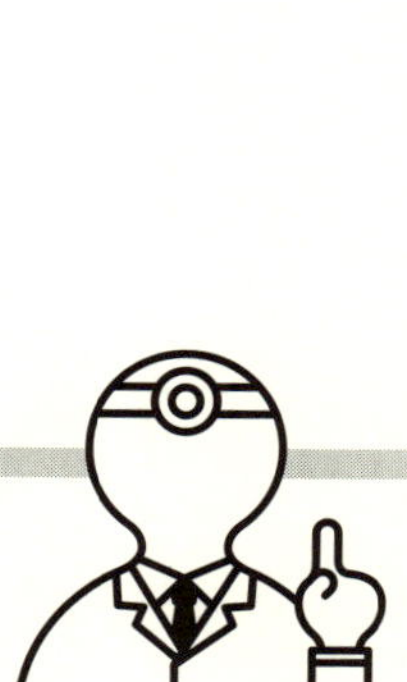

高齢者の方で本当は薬を飲んでいないのに医者の前では嘘をついて「飲んでいる」と言ってしまう方が結構いらっしゃいます。**最近問題になったのが、かかりつけ薬局という場所で医者に代わってその薬を飲むか飲まないかを患者さんに勝手にアドバイスするという「ヤブ薬剤師」の存在です。**

私が診察する患者さんで、まったく容態が改善しないので聞いてみたところ、ある薬剤師が勝手に薬に関するアドバイスをしていて患者さんが薬を飲んでいなかった、ということがありました。

ステロイドは副作用が強いので、患者さんの立場になればできれば使いたくない薬であることは理解できますが、どうしても使わなければいけないこともあります。そのヤブ薬剤師は「ステロイドは副作用が強いからイヤなときは飲まなくてもいいですよ！」と患者さんに平気で言っていたようです。ほかにもネットでは医者ではない人間が安易に情報をふりかざし、薬に対する危険性をアドバイスしている例も見受けられます。高齢者の方は間違った情報を信じても医者に対しては絶対的な尊敬がまだあるようで、お医者様には逆らってはいけないと思って嘘をついてしまうようです。しかし、嘘をつくくらいであれば、先に主治医に正直に相談してほしいと思います。

アドバイス
6

患者にとって
メリットがない
ドクターショッピングは
やめてほしい

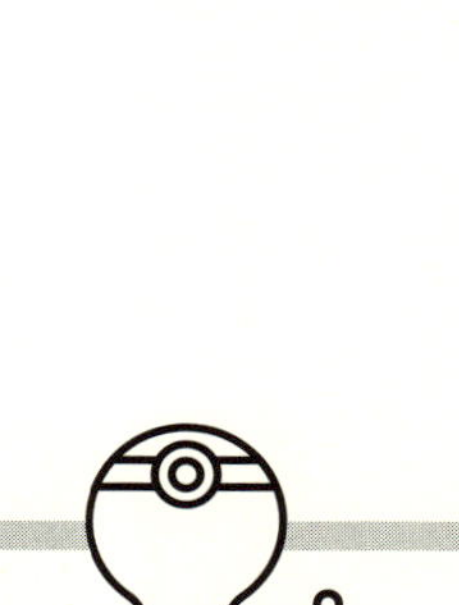

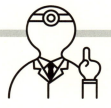

医療機関を次々と変えたり、同じ症状の病気を別のクリニックで同時に受診するといった「ドクターショッピング」をされる方が、実は多くいらっしゃいます。

私の専門である膠原病・リウマチ内科は、内科の最後の砦であって総合内科みたいな役割があるので、他の病院を受診した最後に私のところに足を運ぶ患者さんも非常に多いのです。

循環器は心臓だけであり呼吸器内科は肺のみですが、膠原病はすべての臓器を診るので、患者さんが病気に納得いかなかったときや、病名がよくわからないときは最終的に私のところに来院されます。そこで診療してみると、ドクターショッピングされている方がなんと多いことでしょう。

患者さんの中には本当は病気でもなんでもないのに診断名がつかないと気が済まないという方も多くいらっしゃいます。本来であれば診断名をつけないのが正解なのですが、そこに変な診断名をつける医者も少なからず存在します。

患者さんが納得できずにドクターショッピングを繰り返すことで、本来は病名なんてないのに、逆に変な病名をつけられてしまうリスクさえ出てきます。そういう意味でもドクターショッピングはおすすめできません。

アドバイス
7

猜疑心をもって
ボイスレコーダーを
持ち込むのは、
患者さんにとってもデメリット

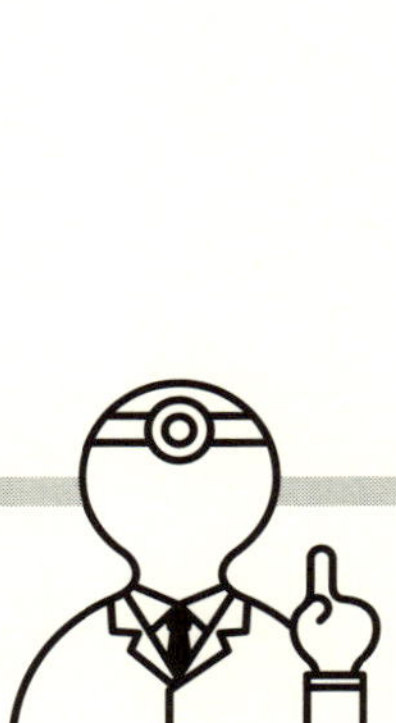

吉本興業の「テープ回してないだろうな」発言ではありませんが、最近、録音した音源を証拠に当事者が揉めている事件が多くみられ、これは医療業界でも他人ごとではありません。保身のためにそうしているのかもしれませんが、家族間でも友人間でも会話を録音するような時代になったらどう思うでしょうか？　例外のケースはあるにしても、もしも信頼していた人に自分たちの会話が録音されていたら……その瞬間から本当の信頼関係を築くことはむずかしくなります。

ボイスレコーダーを持参して、医者とのやりとりを録音している患者さんも一定数はいらっしゃいます。それが悪いということではありませんが、手術前の説明でもないのに、最初から何事も疑ってかかられると医者とはいえども人間なので色々と考えてしまいます。

猜疑心いっぱいな気持ちでボイスレコーダーを持ち込まれると医者として自分は信頼されていないのか、と思いますし、本人にとって別の良い治療があったとしても訴えられるのが怖くてガイドラインを超えた選択肢は提案しにくくなります。患者さんにとって常にベストな治療を提案していくためにもお互いの信頼関係は大事です。**その信頼関係とはまずは疑いのない対話から生まれるものだと私は信じています。**

アドバイス
8

患者さん自身も
ヤブ医者を見抜ける程度の
知識を得てほしい
～主体性をもって
医療と向き合う姿勢を～

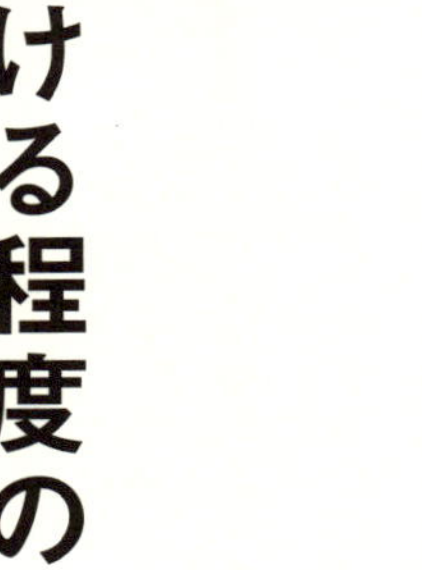

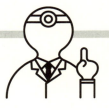

私はこれまでヤブ医者の傾向やトンデモ医療などの真実をすべてお伝えしてきました。私が願うことは患者さん自身が主体性をもって医療に関する知識を身につけてほしいということです。患者さん自身が自分の病気がどういうもので、どういう治療パターンがあるのかなど、基本的な情報はきちんと把握しておく必要があります。

変形してしまった手足で来院した30代のリウマチの患者さんに対して、現代医療の薬で治療すれば手術は不要ということくらいは理解できたはず（プロローグ参照）と書きましたが、彼女のように何も知らずに医者を信じたままだと、後で患者さん本人が傷ついたり、健康被害を招くことだってあるのです。

繰り返しになりますが、ネットの情報や口コミについてはあくまでも話半分程度に聞くようにしてください。それらの情報すべてを鵜呑みにするのではなく、エビデンスの高い専門医の本を読んであらゆる角度から信頼性の高い情報を集めて精査していく習慣を身につけていってほしいと思います。**正しい知識と情報を得ることで医者に対等に質問できる、といった患者さんの武器にもなります。**目の前の医者だけが正しいわけでは決してなく、自分を守れるのは自分しかいません。そう意識して知識を積むことで、安心して治療に専念できるようになります。

アドバイス
9

一つの治療より
総合的な
オーダーメイド治療を

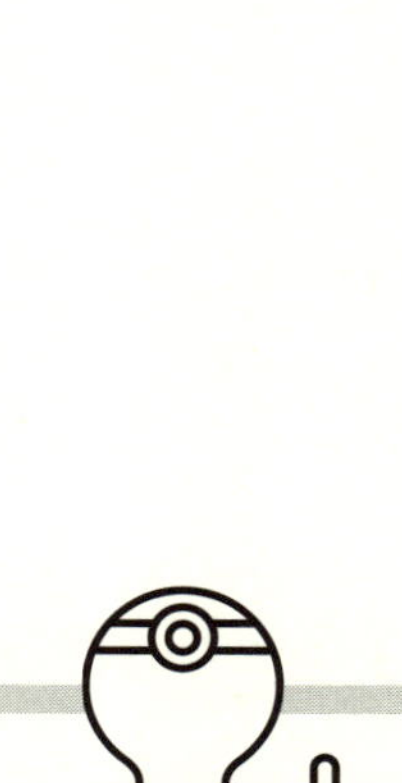

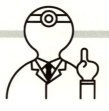

科学や医療が進歩していて、最先端かつ良い治療がたくさんあります。特殊な病気を除いて、みなさんの治療の選択肢も一つきりではありません。

そのため正しい病院選びの知識と情報を身に付け、総合的なオーダーメイドの治療を受けられるようになってほしいと思っています。

オーダーメイドの治療とは自分にぴったり合った治療ということです。たとえば保険何割で民間療法何割くらいで治療を受ける、などご自身の体調やライフスタイルに合った治療を受けることが可能な時代です。あくまでも保険医療の邪魔にならないオーダーメイドの治療であれば、信頼できる専門医に相談しながらも主体的に取り入れていくのが良い方法であると私は思います。

その時にインターネットや口コミ、エビデンスレベルの低い情報に惑わされるのではなくて、信頼性の高い専門医などの情報やいくつかの媒体の情報に触れたうえできちんと情報の精査をおこなうよう心がけてみてください。

そして、最終的には自分にベストだと思えるような治療法を取り入れていってほしいと思います。

おわりに

10年後も、患者さんに信じてもらえる専門医でありたい。

本書ではヤブ医者の特徴や見分け方法を思う存分にお伝えしてまいりました。そのせいで読者のみなさんは「病院に通うのが怖い」なんて思ってしまったかもしれません。それでも私はみなさんの前では正直でありたかった。なぜなら、医者が正直であることが患者さんと信頼関係を結ぶうえでいちばん大事なことだと思うからです。だから私は、この本を出したことを後悔はしません。

＊　＊　＊

医療に限らず、最新のハイテク機器や科学技術の進歩などによってますます私たちのライフスタイルは多様化しつつあります。

この瞬間も目に見えないスピードで時代は急速に進化しています。こうした進化は、やはり人間にとっては素晴らしいメリットになると思っています。

せっかくこれだけ医療も科学も急速に進化しているのに、それを積極的に取り入れる姿勢がなければ医療や治療に関する知識などいつまでたってもアップデートされません。

健康に疎くて自分の身体も守れないまま時代の波にぽつんと一人取り残されるのはつらいことだと思いませんか？　だからこそ時代の変化を恐れることなく信頼性ある新しい治療法を自ら積極的に取り入れていってほしいと思います。

私は、今日まで多くの医療現場に立ち会ってきました。「医療の問題点」や「命の大切さ」など身をもって経験してきたつもりです。

しかし、私も結局は一人の人間に過ぎません。

8時間寝て頭がすっきり冴えわたっているケースもあれば、体調不良で頭が冴えなくてベストな状態でいられないときもあります。

気持ちのうえでは患者さんのために100％の力を発揮して助けたいと思っていて

も時にそれがどうしてもむずかしいときもあるのです。

それでもただ一つだけ言えることがあります。

本当はすべての医者が、医者である以上は目の前の患者さんを少しでもよくしたいと思っています。患者さんの容体を悪くしてやろうとか、お金をせしめてやろうみたいな医者は、本来誰一人としていないはずなのです。

すべての医者が、自分が患者さんのためにいまやっていることは正しいと、そう信じて治療をしていることだけは間違いありません。

それは、きっと医者にしかない妙な「社会的使命感」というものでしょうか。

しかし、心の底から患者さんを治したいという気持ちと、目の前の医療が正しいかということは少し話が違います。

本来はよかれと思ってやっていた治療でも、それが無意味な治療であることもあります。今は逆にその治療をすることで悪い影響が出るのに、それさえ知らずに間違った治療を延々と続けてしまった結果、知らず知らずのうちにヤブ医者になってしまったケースもあります。

だから、みなさんが医者を過信することだけは危ないのでやめてほしいと思います。

それでも、

「もう先生しか信じません。私は、あなたに命を預けるから！」

と言ってくださったら、どんなことがあっても私はその患者さんを助けたいと思います。もちろん、その分強いプレッシャーはありますが信頼されることは医者としてとても尊いことだからです。

「過信はしてほしくないけど、信じてほしい」。信じて一緒に治療に参加してほしい。これは相反することでもありますが私の正直な気持ちです。

信頼できる確かな専門医の言うことであれば素直に信じてほしいですし、パートナーやチームのように対等な関係を築いていってほしいと思います。そして、みなさんが本当に良いと思えるような病院やクリニックにかかったときには、そこで信頼できる医者と二人三脚で治療に専念していってほしいと願っています。

この本を通じて、より多くの人が世の中にいるヤブ医者を見抜いて上手に医療を受けるための方法をしっかりとマスターしていただけたら幸いです。そして、正しい医療知識をしっかりと積んだうえで私のことを信じてくれるのであれば……私は「医師の道」を選んで心からよかったと思うことができます。

医学博士　金子俊之

金子俊之（かねこ・としゆき）

医師・医学博士。
1979年東京都生まれ。
金沢医科大学医学部卒。
順天堂大学大学院医学研究科修了。
日本リウマチ学会専門医・指導医。
日本内科学会認定医。
とうきょうスカイツリー駅前内科院長
順天堂院膠原病リウマチ内科学教室　非常勤助教
分子栄養学研究所　所長
リウマチ・膠原病内科の名医。幼少の頃より動物や人体に興味を持ち医師を目指す中、基礎研究と臨床両方の経験を積めるリウマチ・膠原病を専門に力を注ぐ。大学卒業後は初期研修からリウマチ・膠原病領域で権威のある順天堂医院で学び、日本リウマチ学会専門医・指導医を取得。患者は30～40代といった比較的若くリウマチを発症した女性が多く、都内だけでなく、関東近郊・全国からも来院する等、好評を得ている。また、専門分野に留まらず、医学業界（病院・医者）について鋭い発言を放つ等、今話題を呼んでいる期待の若手医師！